# Natürlich
# SCHÖN

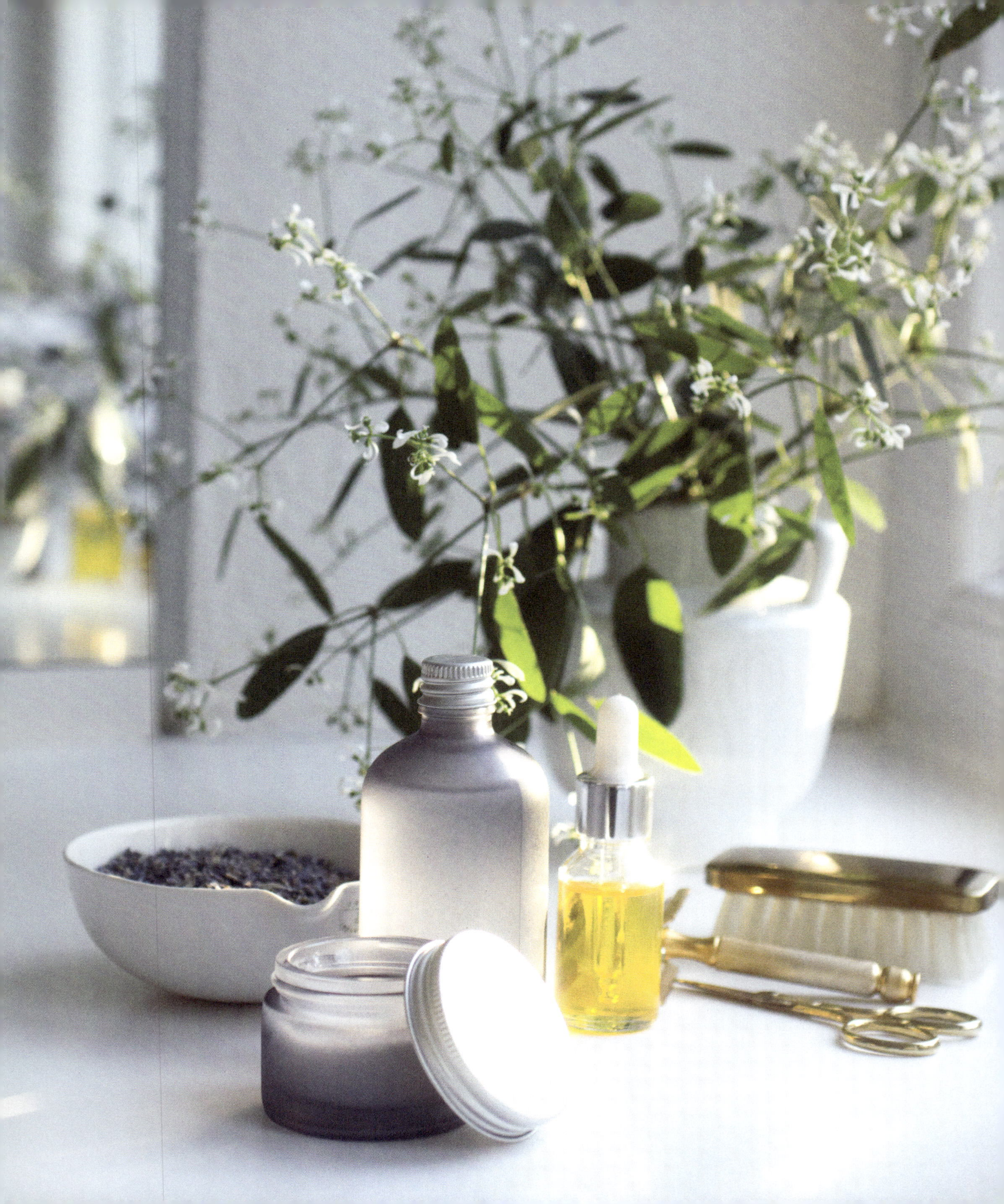

# Natürlich SCHÖN

## Naturkosmetik leicht gemacht

Dr. Christina Kraus

EMF
EIN BUCH DER
EDITION MICHAEL FISCHER

# Inhalt

# Vorwort

Mein Körper hat es immer geliebt, von Naturmaterialien umhüllt zu sein: Wolle, Seide, Baumwolle, Leinen. Ich liebe das Gefühl von fließendem, leichtem Seidenstoff auf sonnengeküsster Haut. Noch heute erinnere ich mich an das Gefühl von Geborgenheit, wenn ich als Kind zwischen den frisch gemangelten, schweren Leinenlaken bei meiner Oma ins Bett schlüpfen durfte.

Eincremen hingegen war für mich nie ein Genuss, ich habe mich von normalen Cremes nicht umhüllt gefühlt, sondern eigentlich nur eingeschlossen, als würde die Haut um Luft ringen …

Ich kann mich wahrlich berauschen an dem Geruch des ersten Sommerregens auf heißem Asphalt, ich liebe den Duft von Zitronen und frisch gemahlenem Kaffee. Herkömmliche Parfüms hingegen verursachen bei mir nur Kopfweh … So war es jedenfalls, bis ich Naturkosmetik entdeckte. Mit einer Fußcreme hat es angefangen, herrlich duftend nach frischer Pfefferminze. Danach kam die Reinigung, eine sahnig weiche Butter, die nach Sonne roch und ganz sanft Make-up entfernte. Schon war ich verloren – in einer Welt voll sanfter Pflege und herrlicher Düfte aus der Schatzkammer von Mutter Natur.

Eigentlich hätte ich früher darauf kommen können, denn ich hatte ja meine Doktorarbeit über die Kraft der Natur geschrieben. Ich habe samoanische Heilpflanzen auf ihre anti-inflammatorische Wirkung untersucht. Während des gesamten Pharmaziestudiums konnte ich sehen, welch immense Heilkraft in der Natur steckt: Aspirin, Buscopan, Prospan, Penicillin … all diese Medikamente haben ihren Ursprung in der Natur. Auch Vitamin E ist ein beeindruckendes Beispiel dafür, wie hoch entwickelt die Chemikerin Mutter Natur ist: Nur Pflanzen können hundertprozentig wirksames Vitamin E herstellen. Wenn wir das im Labor versuchen, erhalten wir eine Mischung, die nur halb so potent ist.

Ohne es jemals so genannt zu haben, war ich wohl schon immer ein „LOHAS“ (Lifestyle of Health and Sustainability): Ich wuchs auf dem Land auf, wo Gemüse ohne Pestizide angebaut wurde. Essen wurde nicht weggeworfen, sondern wiederverwertet, und Kartoffelbrei wurde aus richtigen Kartoffeln gemacht, nicht aus Flocken aus der Tüte. Heute kochen wir ausschließlich mit Biozutaten; gutes Essen ist in meiner Familie unglaublich wichtig. Denn es schenkt Körper und Geist gute Energie. Seit sechs Jahren verwenden wir ausschließlich Naturkosmetika und können uns nicht mehr vorstellen, etwas anderes zu nehmen – weder von der inneren Einstellung noch von dem Gefühl auf der Haut her.

Für dieses Buch habe ich meine schönsten Rezepte zusammengetragen. Daneben erfahren Sie das nötige Know-how, um sofort in die wunderbare Welt der natürlichen Pflege eintauchen zu können. Ich wünsche Ihnen viel Vergnügen in der hauseigenen Naturkosmetik-Manufaktur!

Ihre

Christina Kraus

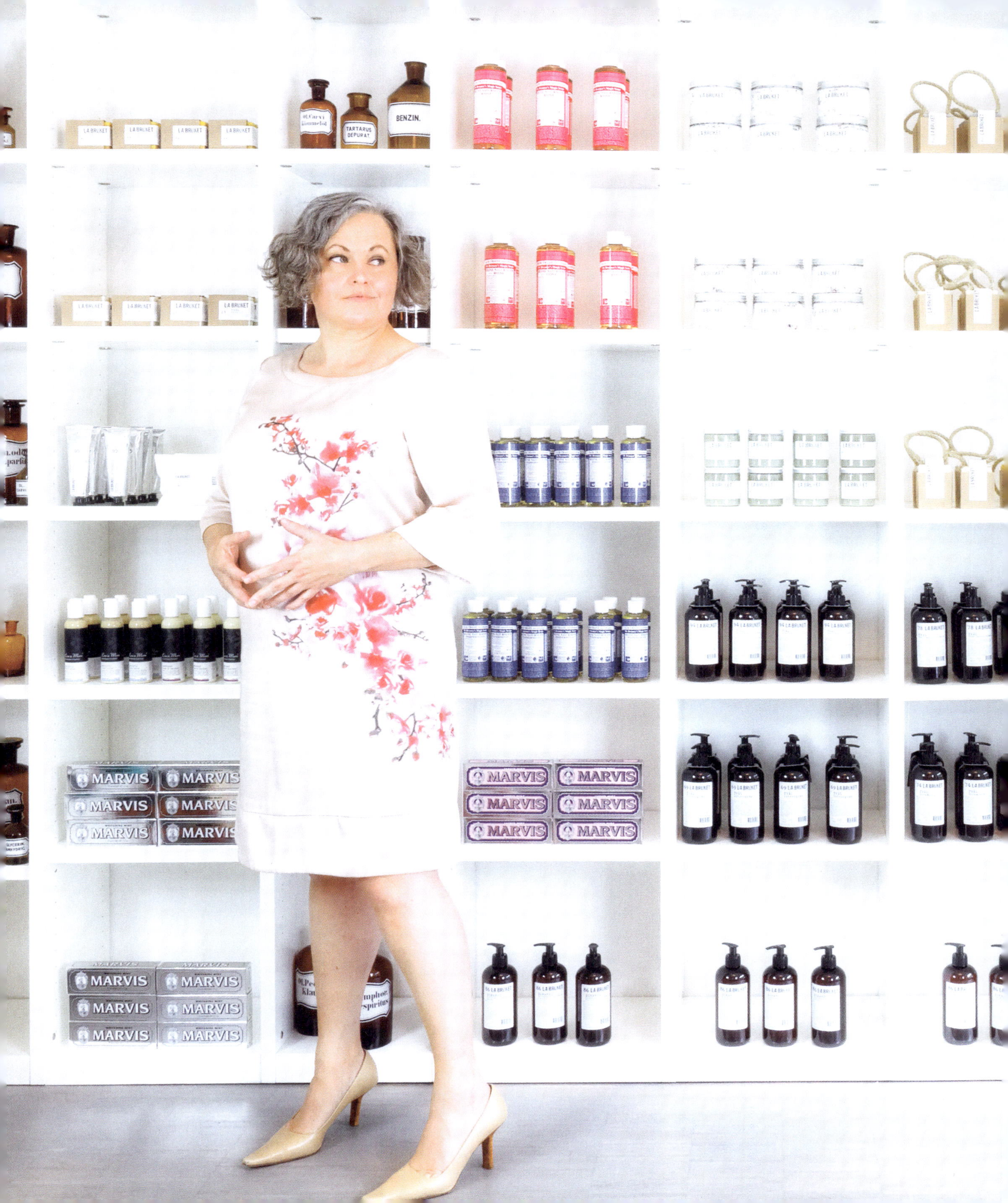
BENZIN.
TARTARUS DEPURAT
LA BRUKET
MARVIS

# Gute Gründe für selbst gemachte Naturkosmetik

Imagine – Stellen Sie sich vor: ein Badezimmer voller selbst gemachter Pflegeprodukte. Nicht von irgendwelchen Firmen, gefertigt in Massenproduktion, sondern Ihre mit Liebe selbst gemachten Cremes, Scrubs und Co.

Schöne Tiegel und Flaschen, gefüllt mit nährenden Ölen, kostbaren Essenzen und Kräutern – vielleicht sogar mit dem einen oder anderen Kraut aus dem eigenen Garten. Es duftet nach Ihrem Lieblingsöl, nach Sommer, Sonne, Leichtigkeit – herrlich, wenn Sie in der Badewanne entspannen. Sie tupfen die Haut nach Dusche oder Bad mit einem Handtuch sanft ab und verwöhnen sie dann mit einem goldgelben, selbst gemischten Körperöl. Ihre Haut fühlt sich seidenweich an – und mit das Beste daran: Alles ist auch absolut gesund für Sie!

Wenn Sie die wunderbare Naturkosmetik-Manufaktur erst einmal betreten haben, öffnet sich die Tür zu einer Welt voller herrlicher Düfte, feiner Aromen, wunderbarer Farben und Konsistenzen. Hier finden Sie Pflegeprodukte, die sanft zu Ihrer Haut sind und gleichzeitig verführerisch natürlich duften und sich herrlich anfühlen. Sie werden erstaunt sein, wie einfach es ist, ein pflegendes Badeöl zu mischen oder eine sanfte Gesichtscreme anzurühren, und wie gut die selbst gemachten Produkte Ihrem Körper tun.

Darüber hinaus schont selbst gemachte Naturkosmetik unsere Umwelt. Und natürlich können Sie auch Ihre Familie und Freunde mit den schönsten Geschenken verwöhnen – Kostbarkeiten aus der Natur, die individuell und mit Herz gemacht sind.

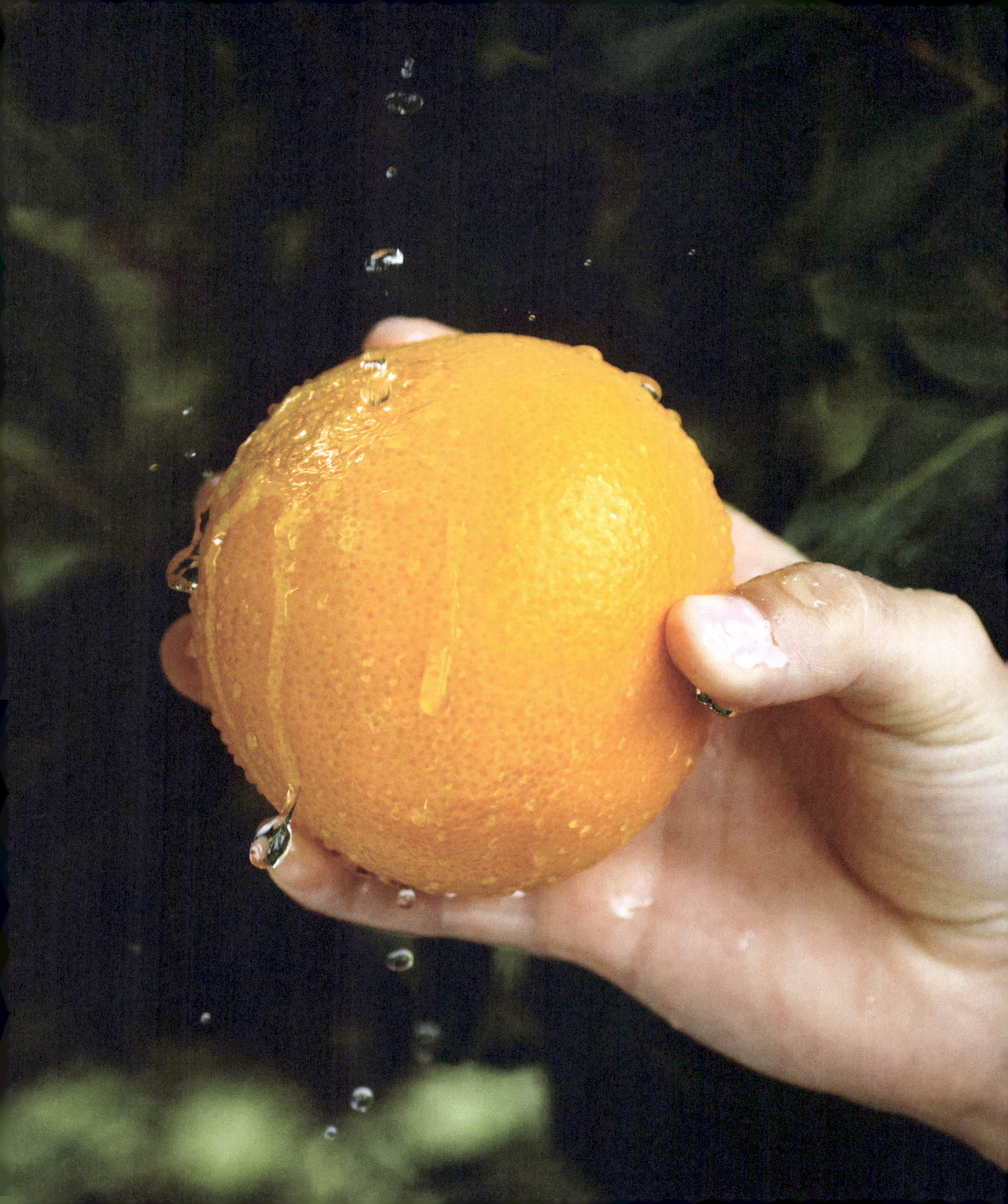

# Die Haut – nur eine schmückende Hülle?

Unsere Haut – so schön wie sie ist – hat weit wichtigere Funktionen, als uns zu schmücken. Sie ist unsere Hülle, unsere Umverpackung und somit eine hocheffektive Schutzbarriere und ein multifunktionelles, komplexes Organ mit vielfältigen Funktionen und Aufgaben: Sie reguliert unsere Temperatur und hält Wasser zurück, sie schützt tagtäglich vor schädlichen Umwelteinflüssen wie Sonne, Wind, Bakterien, Viren und Giften. Sie reguliert die Körpertemperatur und stellt Vitamin D her. Die Haut ist unser größtes Sinnesorgan, und über sie nehmen wir Schmerz, Druck, Temperatur, Vibrationen und Berührungen wahr.

Die Haut absorbiert Substanzen aus der Umwelt; unterschiedliche Moleküle können über sie aufgenommen werden und in die Blutbahn gelangen. In der Pharmazie weiß man das zu nutzen: Denken Sie an Hormon- und Schmerzpflaster oder Salben gegen Gelenkschmerzen. Unser Körper nimmt aber leider auch unerwünschte, schädliche Stoffe über die Haut auf: Pestizide, Konservierungsstoffe, Anti-Schimmelmittel, Farbstoffe, hormonähnliche Substanzen usw. Die Liste ist lang.

## Aufbau der Haut

Ich war schon immer der Meinung: Wenn ich weiß, wie etwas funktioniert, verstehe ich auch besser, warum es mal Probleme geben kann. Werfen wir also zunächst einen genauen Blick auf unsere Haut. Sie besteht aus mehreren Schichten mit unterschiedlichem Aufbau und verschiedenen Funktionen. Die äußerste Schicht heißt Oberhaut (Epidermis), darunter liegt die Lederhaut (Dermis) und die unterste Schicht ist die Unterhaut (Subcutis).

Die äußere Schicht der Oberhaut besteht aus verhornten, abgestorbenen Zellen, die durch Eiweißbrücken zusammengehalten werden. Diese Hornschicht wirkt wie ein mechanischer Schild, der uns vor Umwelteinflüssen, Giften, Viren und Bakterien schützt. Hier findet sich ein Cocktail aus meist wasserlöslichen Substanzen wie Harnstoff, unterschiedlichen Salzen und Zuckermolekülen, die Feuchtigkeit binden und die Haut vor dem Austrocknen schützen. Dies ist der sogenannte NMF (Natural Moisturizing Factor = natürlicher Feuchthaltefaktor). Der NMF wird von Fettsäuren, Ceramiden und Fetten in der Haut verankert.

Die untere Schicht der Oberhaut heißt Keimschicht. Hier werden neue, lebendige Zellen gebildet. Wenn die Zellen absterben, wandern sie in die obere Hornschicht und werden durch neue ersetzt. Die Oberhaut erneuert sich dadurch alle 20–28 Tage vollständig. Pigmentzellen in der Keimschicht produzieren Melanine, die uns vor Sonnenstrahlen schützen und unsere Hautfarbe bestimmen. Die Epidermis wirkt wie eine Umverpackung; sie hält Wasser zurück und schützt uns somit vor dem Austrocknen. Zu viele Reize, beispielsweise in Form von aggressiver Reinigung und mechanischem Peeling, machen allerdings „Löcher" in diese Schutzbarriere und stören die wichtige Balance. Die schützenden Fette, welche die Feuchthaltefaktoren (NMF) verankern, werden entfernt. Mit ihnen schwindet die Fähigkeit der Haut, Feuchtigkeit zu binden. Das Ergebnis: Sie trocknet aus und wird rissig. Es ist ein fragiles System; wird es gestört, entsteht ein Feuchtigkeitsmangel und die Haut nimmt Schaden.

Unter der Oberhaut liegt die Lederhaut. Sie besteht hauptsächlich aus Bindegewebsfasern wie Collagen und Elastin, die der Haut Elastizität verleihen. Fibroblasten – die Hauptzellen der Epidermis – produzieren diese wichtigen Substanzen. Mit steigendem Alter sinkt die Produktion, die Haut verliert an Spannkraft und Elastizität. In der Dermis befinden sich die Nervenzellen, Schweiß- und Talgdrüsen und Gefäße für Blut und Lymphe. Hier empfinden wir Reize wie Schmerz, Druck, Temperatur und Berührungen. Die Talgdrüsen sind für die Haut äußerst wichtig, hier wird Sebum produziert, eine ölige Substanz, die Haut und Haare pflegt und schützt. Erhöhte Sebum-Produktion kann zu unreiner, öliger Haut führen.

Die Unterhaut schützt vor Stößen, Kälte und verankert die oberen Schichten. Hier befinden sich vor allem Fettgewebe und große Blutgefäße.

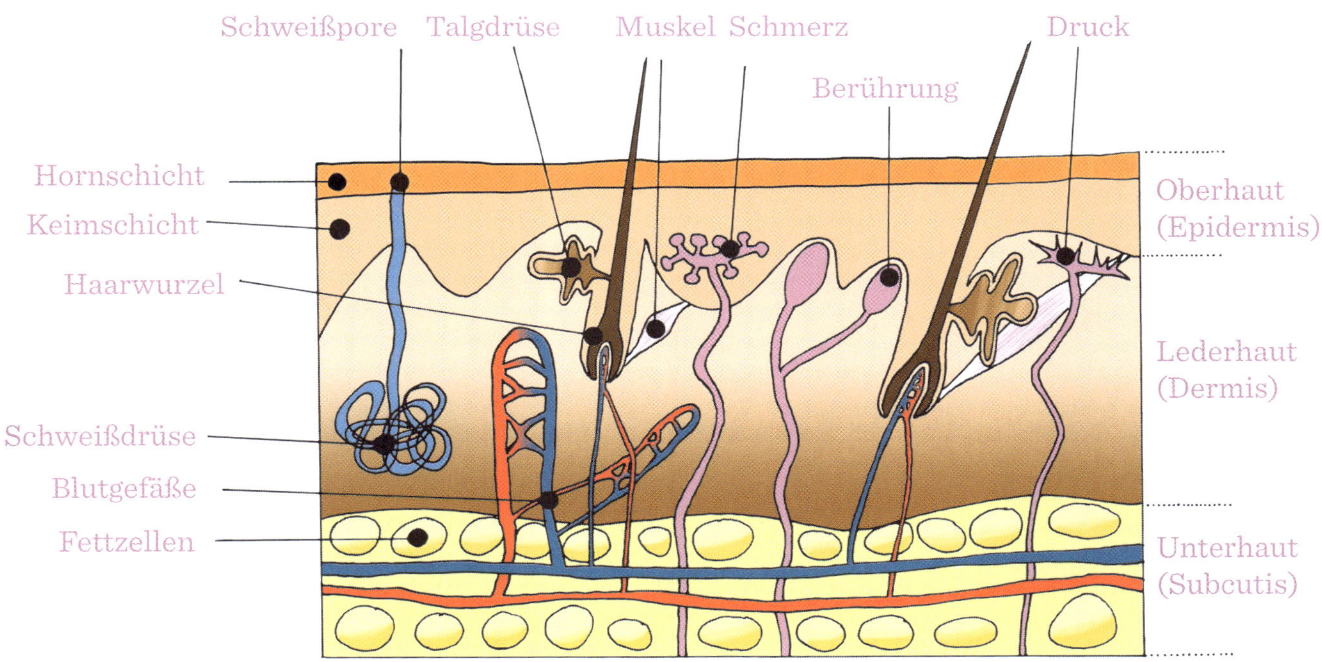


Aufbau der Haut

## Die häufigsten Hauttypen und ihre Bedürfnisse

Unsere Haut verändert sich im Laufe des Lebens und hat in unterschiedlichen Phasen natürlich auch unterschiedliche Bedürfnisse: Die Haut von Babys und Kleinkindern ist sehr dünn und produziert wenig Fett – sie trocknet schnell aus, wenn sie überstrapaziert wird. Teenager-Haut ist oft ölig. Durch Veränderungen im Hormonhaushalt steigt die Talgproduktion bis in die Mitte der Zwanziger. Ab 40 nimmt die Talgproduktion rapide ab und die Haut braucht mehr Fett. Neben den altersbedingten Veränderungen, denen die Haut von uns allen unterworfen ist, unterscheidet man folgende Hauttypen: normale, empfindliche, trockene, ölige (fettige), unreine (zu Akne neigende) Haut und Mischhaut, dazu kommt die reife Haut.

Normale Haut ist unkompliziert und balanciert – glatt, rosig, weich und voller Spannkraft, weder zu trocken noch zu fettig. Sie braucht wenig Pflege, oft reicht eine milde Reinigung, gefolgt von einer feuchtigkeitsspendenden Creme.

Empfindliche Haut ist eher feinporig, manchmal fast transparent. Sie ist häufig irritiert und rot. Da empfindliche Haut oft barrieregestört ist, neigt sie zu Trockenheit. Kennzeichnend sind oberflächliche erweiterte Blutgefäße an Wangen und Nasenrücken. Empfindliche Haut benötigt Schutz vor Austrocknung und verträgt keine Reize. Eine milde Reinigung und sanfte Cremes sind wichtig.

Trockene Haut bezeichnet eine zarte, feinporige Haut, die unter Feuchtigkeits- und Lipidmangel leidet. Sie ist oft glanzlos, rau und schuppig, häufig auch spröde. Sie reagiert meist empfindlich auf Sonne, Wind und Kälte. Manchmal fühlt sie sich dünn an. Sie hat keine Mitesser oder Pickel. Sie braucht eine Reinigung mit wenig warmem Wasser und milden Produkten, zudem benötigt sie Pflege, die Feuchtigkeit bindet und Lipide spendet.

Ölige (fettige) Haut ist grobporig, dick und ölig glänzend. Sie ist oft blass und fühlt sich bei Berührung ölig an. Sie neigt zu Mitessern und Pickeln.

Unreine (zu Akne neigende) Haut ist großporig mit Pusteln und Knötchen. Ein Pflegeprogramm mit Peeling und Reinigungsmaske ein- bis zweimal pro Woche bietet Unterstützung für diesen Hauttyp.

Mischhaut ist gekennzeichnet durch eine Mischung aus trockenen (Wangen) und öligeren Partien (Nase, Kinn und Stirn). Oft findet man bei Personen mit Mischhaut Mitesser an Nase und Kinn. Sie benötigt eine Pflege, die nicht weiter austrocknet.

Reife Haut hat vermehrt Fältchen und Falten und einen Mangel an Lipiden. Mit Beginn der Wechseljahre wird die Haut der Frau trockener und die Haare werden spröder. Durch die Hormonumstellung verlangsamt sich die Zellerneuerung, die Haut ist dünner und weniger elastisch. Reife Haut benötigt reichhaltigere Pflegeprodukte, vollgepackt mit Lipiden und Antioxidantien.

Abgesehen von der Pflege, gilt auch – und ganz besonders – für die reife Haut: Rauchen, Sonne, Stress und schlechtes Essen lässt sie – im wahrsten Sinne des Wortes – alt aussehen. Frische Luft, gesundes Essen, viel Trinken, Bewegung, ausreichend Schlaf und Lebensfreude lässt sie jünger aussehen.

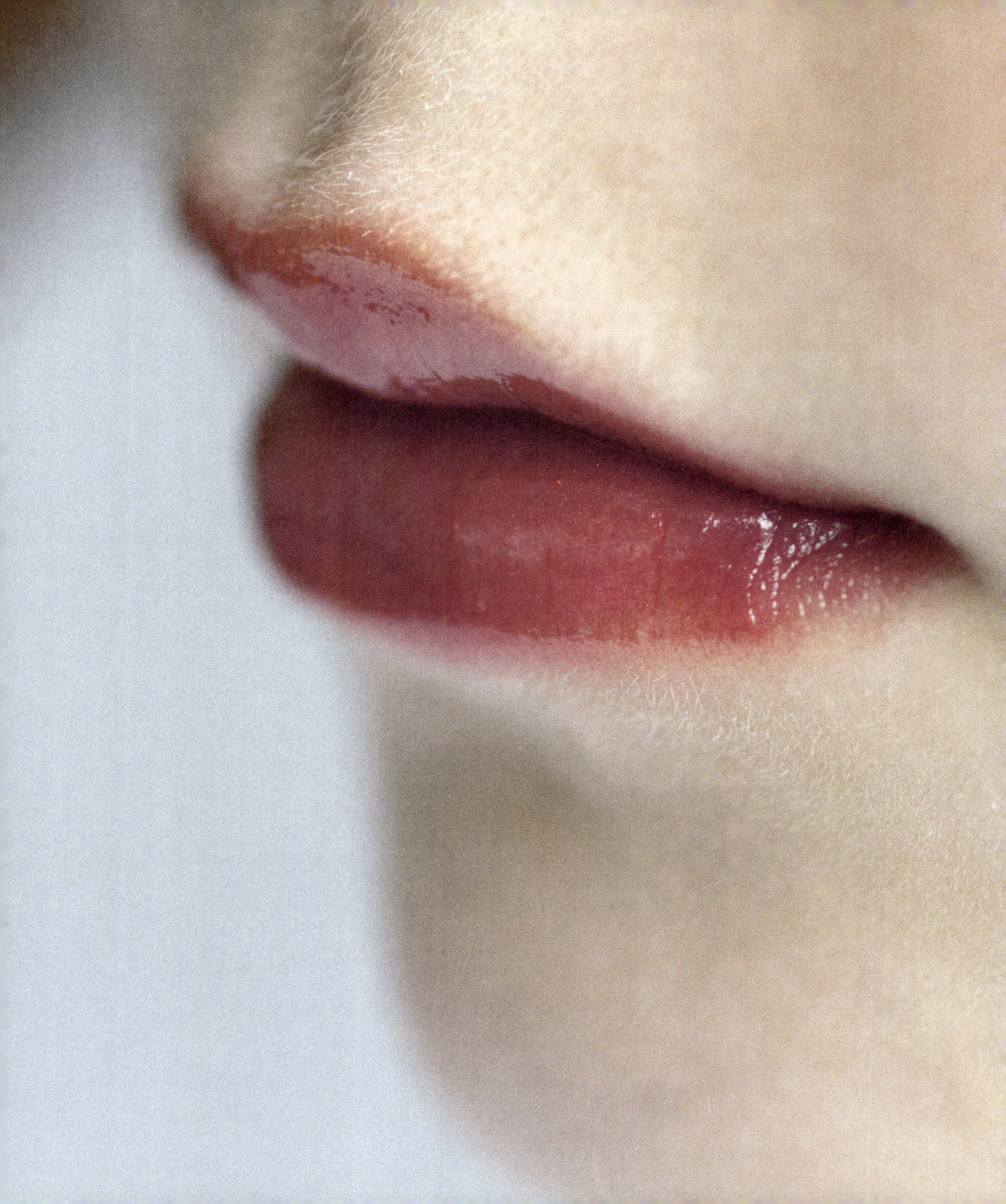

# Gefahr im Badezimmer?

## Schön sein – um jeden Preis?

Gesichtsreinigung, Zahnpasta, Shampoo, Duschgel, Bodylotion, Deo, Parfüm, Toner, Serum, Gesichtscreme, Augencreme, Make-up, Concealer, Eyeliner, Mascara, Lippenstift ... zehn bis zwölf Produkte verwendet jede Frau durchschnittlich jeden Morgen im Bad für ihre Schönheitspflege, das haben Studien in den USA gezeigt.*

Dazu kommen Nagellack, Nagellackentferner, Selbstbräuner, Sonnencreme, Rouge, Haargel und -spray, Wimpernwachstumsprodukte ... die Liste ist endlos lang und ein Blick in den eigenen Badezimmerschrank reicht in den meisten Fällen, um dies zu bestätigen. Viele dieser Produkte enthalten schädliche, ja sogar giftige Substanzen wie beispielsweise Formaldehyd, Triclosan oder Parabene. Die oben genannten Studien haben gezeigt, dass viele Babys mit über 200 teils giftigen Substanzen im Blut auf die Welt kommen – nicht wenige davon stammen aus Kosmetikprodukten.

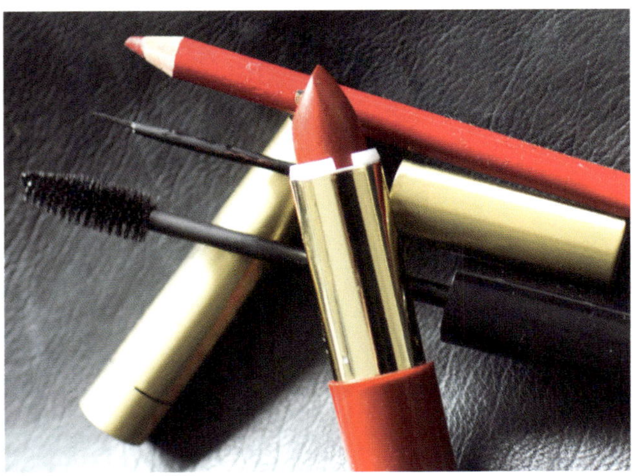

Viele Hersteller argumentieren damit, dass die Mengen dieser Stoffe so gering sind, dass sie zu keinen Schäden führen. Bedenken wir aber, dass jeder Mensch jeden Tag mehrere Produkte mit kleinen Mengen an schädlichen Substanzen benutzt, dann kommen in der Summe durchaus gefährliche Mengen zusammen. Schönheit um jeden Preis?

## Zeit für einen Wandel

Ist es nicht Zeit umzudenken, vor allem, wenn man weiß, dass Natur wirkt und wirksam ist? Wenn Sie Naturkosmetik verwenden, entscheiden Sie sich für Schönheit mit reinem Gewissen. Und wenn Sie darüber hinaus beschließen, Ihre eigene Naturkosmetik-Manufaktur zu eröffnen, bestimmen Sie künftig zu 100 Prozent selbst, was in Ihre Creme kommt. Sie wählen die Zutaten aus, die zu den Bedürfnissen Ihrer Haut passen, und lassen alles weg, was unnötig ist, wie beispielsweise Füllmaterial, oder was gar schädlich ist für Ihre Gesundheit und die Umwelt. Auch für Veganer gibt es wunderbare Rezepte, die ihren besonderen Ansprüchen nach tierfreien Produkten gerecht werden.

Wie hört sich das für Sie an: Von nun an peelen Sie Ihre Haut zum Beispiel mit Mohn, Zucker, Salz oder Jojobakügelchen und nicht mit Plastikkugeln. Sie baden in Milch und Rosenblüten und nicht in Düften aus dem Labor und verwenden lebendige, aktive Substanzen für Ihre äußere Hülle, die zugleich dem inneren Wohlbefinden dienen!

*Wer mehr darüber wissen möchte:
www.ewg.org/research/minority-cord-blood-report

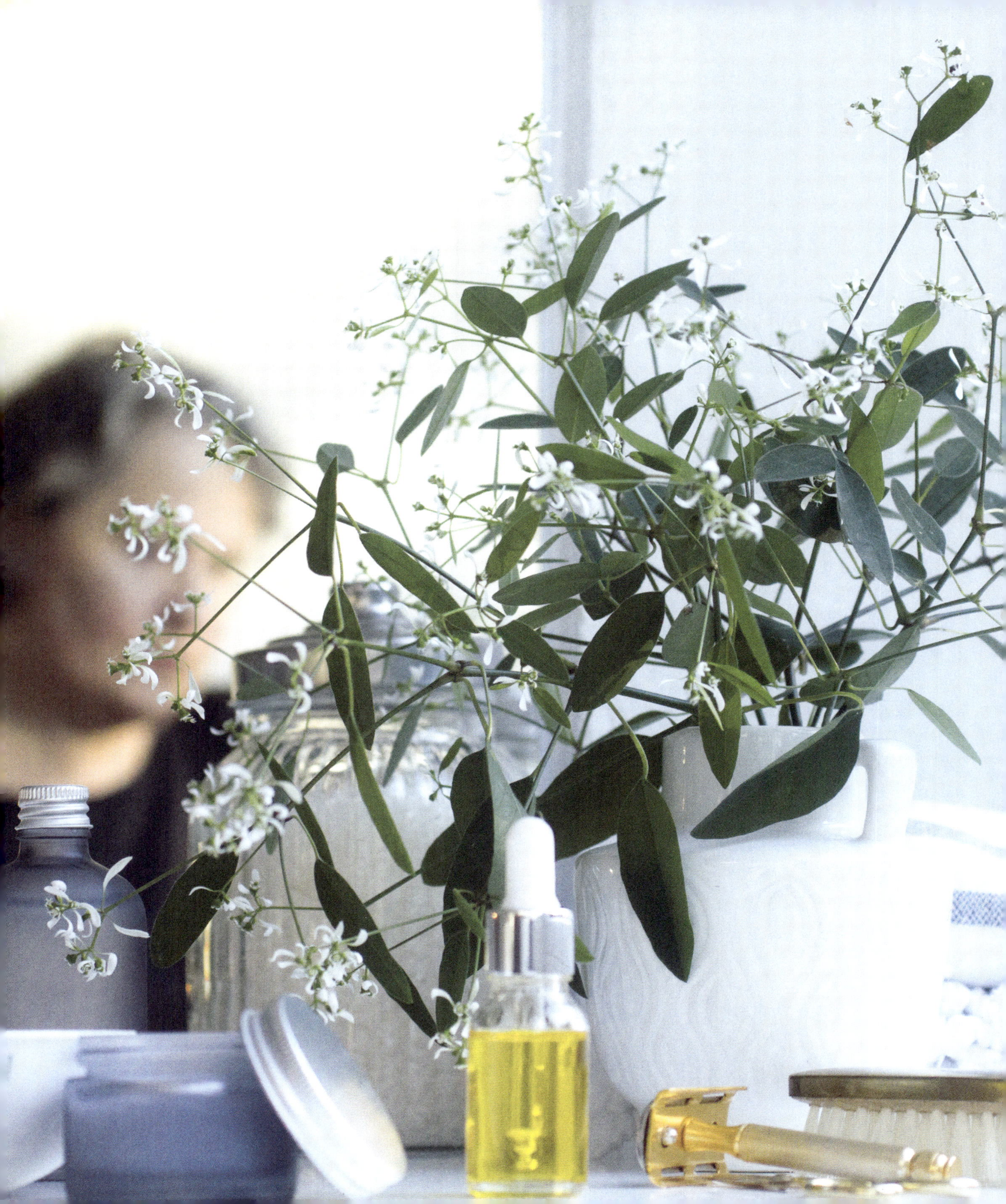

# Warum Naturkosmetik?

## Naturkosmetik boomt

In den vergangenen Jahren ist der Markt für „grüne Beauty“ förmlich explodiert. Während der herkömmliche Kosmetikmarkt kaum Zuwachs verzeichnen kann, ist Naturkosmetik gefragter denn je, mit weltweiten jährlichen Steigerungsraten von über zehn Prozent. Man kann nicht mehr nur von einem kurzfristigen Trend oder einer vorübergehenden Modeerscheinung reden, es handelt sich wohl eher um eine nachhaltige, grüne Revolution.

## Moderne Verbraucher

Unsere Sensibilität für den Einfluss unseres Lebensstils auf Gesundheit und Umwelt nimmt seit Jahren zu. Die grüne Welle schwappt über die ganze Welt und wir kaufen mehr und mehr Biolebensmittel, achten auf Fair Trade und sind immer weniger bereit, Produkte zu kaufen, die Rechte von Mensch und Tier nicht respektieren. Wir greifen vermehrt zu Dingen, deren Herkunft wir kennen, und immer mehr von uns möchten wissen, welche Rohstoffe verwendet werden. Viele Menschen übernehmen wieder Verantwortung für ihr Tun und die daraus resultierenden Folgen. Wir wollen nicht mehr darauf vertrauen, dass Parabene, Aluminium und Weichmacher vielleicht doch nicht schädlich sind. Lieber verzichten wir darauf, zumal es durchaus hochwertige, gesunde und effektive Alternativen in der Natur gibt. Zutaten, die teilweise so rein sind, dass man sie essen kann! Da die Haut ein lebendiger Teil von uns ist, sollte alles, was wir ihr geben, gesund und nahrhaft sein. Wenn Sie sich entschließen, Ihre eigene Naturkosmetik-Manufaktur zu eröffnen, ist das eine Entscheidung, die sich positiv auf Ihre Gesundheit und auf die Umwelt auswirkt.

## Wie grün ist Grün wirklich?

Naturkosmetik, naturnahe Kosmetik, zertifizierte Kosmetik, Biokosmetik – bei der Vielzahl von Siegeln, Zertifizierungen und unterschiedlichen Schattierungen von Grün, die es auf dem Markt gibt, ist es oft nicht leicht, den Überblick zu behalten. Man sollte meinen, in Naturkosmetik ist nur Natur enthalten, aber leider ist das nicht unbedingt der Fall. Manche Produkte enthalten eine kleine Menge Natur, andere sind zu 100 Prozent aus Biozutaten und dazwischen liegen ziemlich viele Varianten.

Man unterscheidet heute mehr und mehr zwischen naturnaher Kosmetik, Naturkosmetik und zertifizierter (Bio-)Naturkosmetik. Naturnahe Kosmetik verwendet natürliche Wirkstoffe, enthält aber auch nicht natürliche Zutaten wie herkömmliche Konservierungsmittel. Echte Naturkosmetik besteht zu 100 Prozent aus Natur, zertifizierte Naturkosmetik hat zudem einen Mindestanteil an zertifizierten ökologischen Zutaten. Oft hilft nur, die Verpackung unter die Lupe zu nehmen und die INCI-Liste (International Nomenclature Cosmetic Ingredients) genau zu lesen – oder aber, die beste Lösung: selbst herstellen! Es macht natürlich etwas mehr Mühe und kostet mehr Zeit als der schnelle Griff ins Regal, aber nur so bekommen Sie wirkliche Kontrolle und Sicherheit über den Inhalt. Und die Herstellung macht noch dazu richtig viel Spaß!

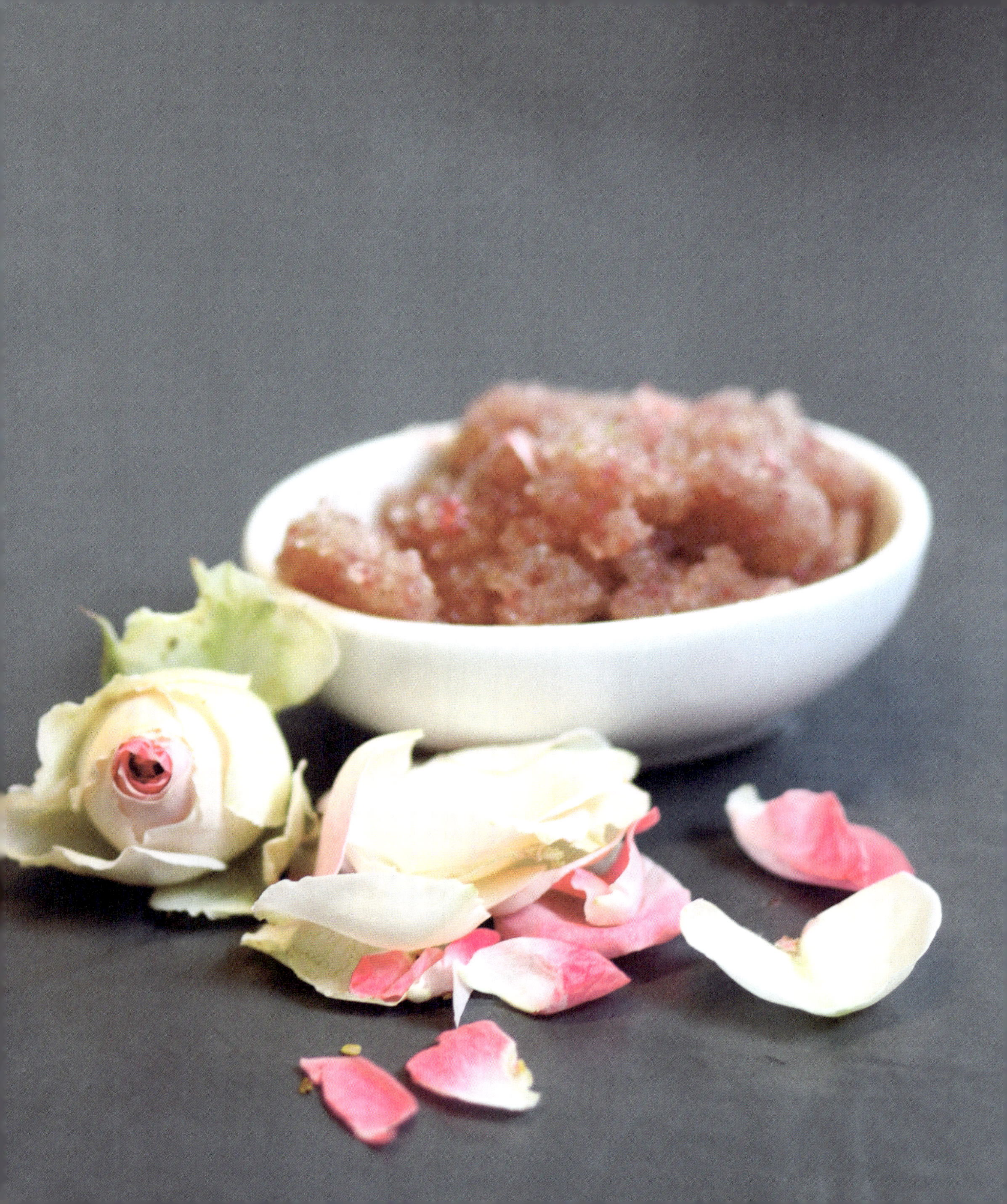

# Die eigene Naturkosmetik-Manufaktur

Naturkosmetik selbst herzustellen ist ein bisschen wie Kochen: Es kommt auf die Rezepte, die Zutaten, das „Mischverhältnis", die eigenen Vorlieben und die Arbeitsweise an, wie das Resultat aussieht. Mit sorgfältig ausgewählten pflanzlichen Extrakten und reinen Ölen lassen sich die wundervollsten Produkte zaubern. Voraussetzung ist, dass man die Bedürfnisse der eigenen Haut kennt – und kennt man sich selbst nicht am besten?
Dann kann man die passenden Zutaten auswählen und die Rezepte so individuell variieren, dass das Resultat perfekt zur eigenen Haut passt – besser geht es nicht! Alle selbst gemachten Kosmetikprodukte sind gut für die Haut – und für die Seele.

Badesalze, Körperöle, Cremes, Masken und Peelings – mit wenig Aufwand lassen sich schöne reinigende und pflegende Produkte herstellen. Mögen Sie lieber Rose, Neroli, Lavendel oder doch Zitrus? Lieben Sie es blumig, frisch oder lieber verträumt und romantisch? Alles ist möglich – Sie bestimmen den Duft und wählen die passenden Zutaten für Ihre Haut und deren momentane Bedürfnisse aus. Und das Schöne ist, dass Sie mit Produkten aus der Naturkosmetik-Manufaktur immer auch ein persönliches Geschenk für liebe Menschen parat haben. Sie können außerdem einen wunderbar erholsamen Spa-Tag für sich oder für Familie und Freunde gestalten und organisieren.

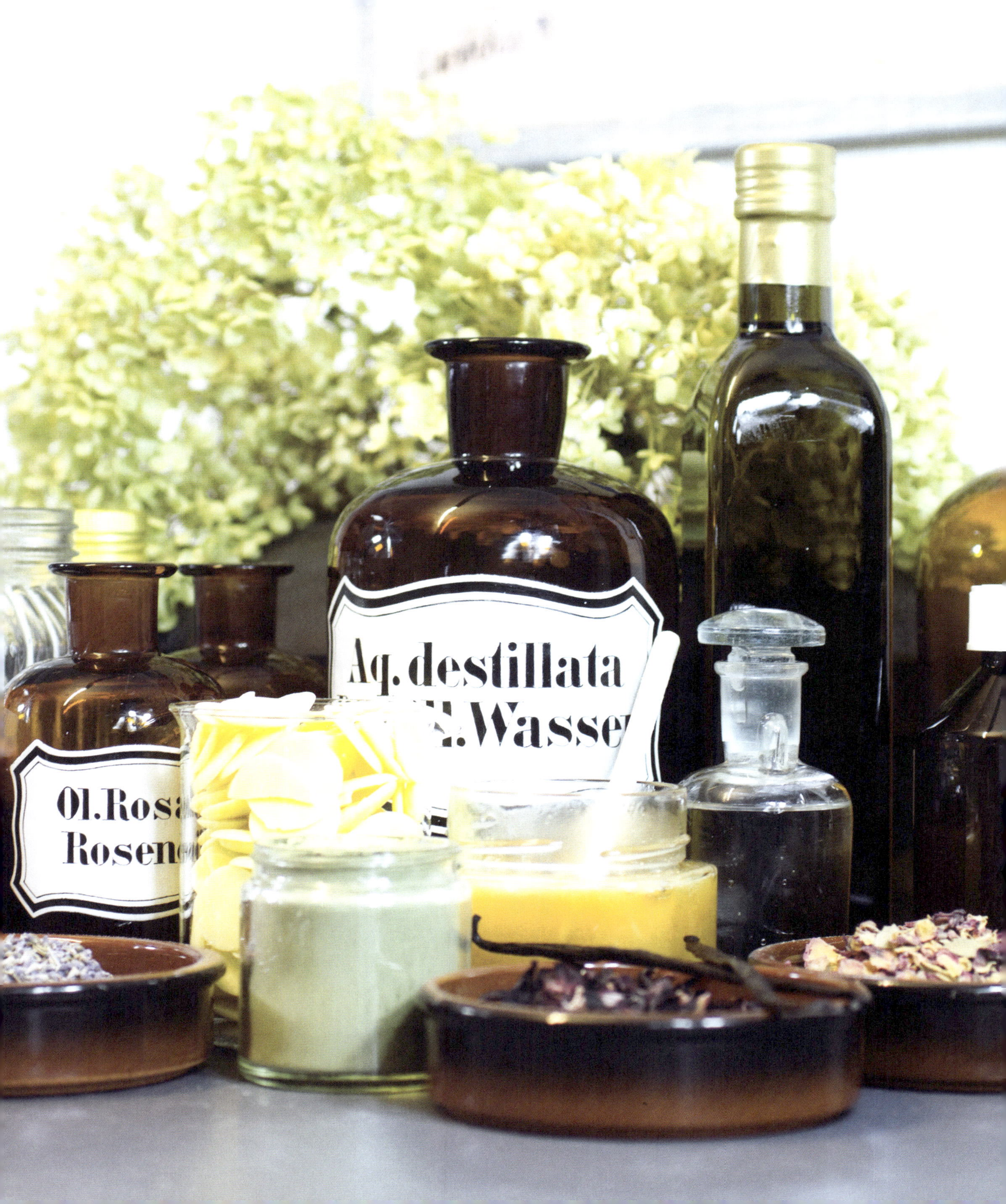
Aq. destillata
Wasse
Ol. Ros
Rosen

# Know-how: Zutaten und ihre Verwendung

Dieses Kapitel möchte Ihnen den Einstieg in die wunderbare Welt der Naturkosmetik-Manufaktur erleichtern und bei den ersten Schritten behilflich sein. Natürlich sind die Zutaten das A und O in der Kosmetikherstellung, darum beginne ich hier mit interessanten Informationen und Wissenswertem zu den verwendeten Kräutern, Ölen, Erden und Co. Ich erkläre außerdem andere notwendige Bestandteile wie Tenside und Emulgatoren.

Bei den Zutaten kommt es vor allem auf die Qualität an, je besser und reiner, umso besser ist auch das Ergebnis. Ich arbeite am liebsten mit Bioqualität, denn wie wir ja wissen – die Haut nimmt nicht nur die pflegenden Substanzen auf, sondern ebenso Pestizide, Anti-Schimmelmittel und andere Zusatzstoffe. Achten Sie also immer auf höchste und reinste (Bio-)Qualität.

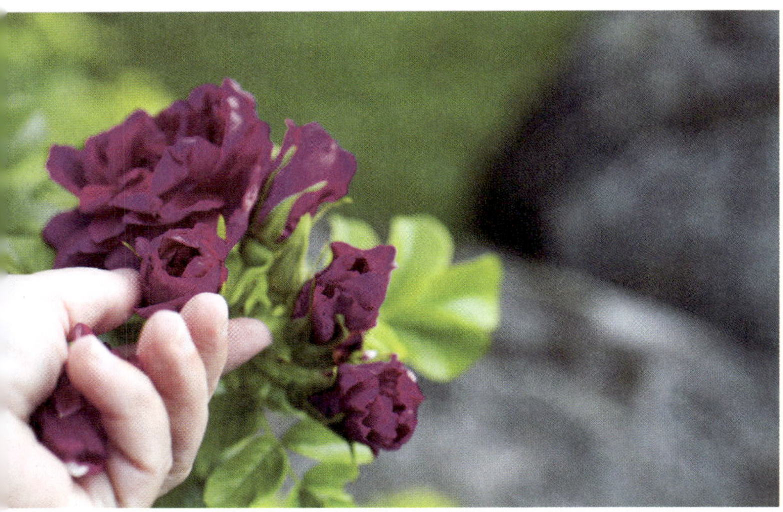

Wildrosen duften meist besonders aromatisch.

## Die wichtigsten Zutaten

### Kräuter, Blüten & Co.

Natürlich sind die Hauptakteure bei der Naturkosmetik-Herstellung Pflanzen bzw. Pflanzenteile. Es können getrocknete Blätter, zu Pulver gemahlene Pflanzenteile oder frische Kräuter sein. Manches, wie Thymian oder Birkenblätter, findet man auf dem eigenen Balkon oder vor der Haustür, andere Zutaten wie Tonerde kauft man am besten in der Apotheke oder online (Adressen siehe Seite 146).

Wer die Möglichkeit hat, selbst im Wald oder auf der Wiese Pflanzen zu sammeln, sollte sie nutzen. Es ist ein wunderbares Gefühl, eine Creme mit selbst hergestellten Kräuterölen aus eigenhändig gesammelten Zutaten zu mischen. Wie bei allem, das selbst gemacht ist, erfüllt es einen mit Freude, Stolz und Zufriedenheit.

Beim Sammeln müssen Sie ein paar wichtige Regeln und Hinweise beachten, um sich selbst und die Natur zu schützen. Sammeln Sie nur auf Wiesen fernab von großen Straßen. Pflücken Sie nur Pflanzen, die Sie eindeutig zuordnen können, und nur so viel davon, wie Sie benötigen. Auch das gehört zu einem verantwortungsvollen Umgang mit der Natur. Manche Pflanzen sind giftig, wirken reizend oder sind fototoxisch auf der Haut und gehören nicht in den Cremetopf. Wenn Sie unsicher sind, gilt bei der Zusammenstellung der Zutaten für die Naturkosmetik-Manufaktur die gleiche Regel wie beim Pilzesammeln: Finger davon lassen!

Die Natur muss sich regenerieren und darum müssen genug Pflanzen und Wurzeln übrig bleiben, damit der Bestand nicht gefährdet wird. Grasen Sie darum bitte nicht alles ab – lassen Sie immer mehr stehen, als Sie im Korb mitnehmen könnten.

Am besten sollten die Pflanzen dann gesammelt werden, wenn sie nicht zu feucht sind, also nicht direkt nach einem Regenguss oder allzu früh am Morgen, wenn die Blätter vom Tau bedeckt sind. So lassen sich Probleme wie Schimmel und Fäulnis vermeiden. Frisch gesammelte Blüten und Kräuter kurz auf einem Stück Zeitungspapier trocknen lassen, bevor sie verarbeitet werden.

### Verwendung von Kräutern und Blüten

Nicht alle Pflanzenteile müssen gewaschen werden, es empfiehlt sich bei Wurzeln, Zwiebeln und Blättern. Bei Blüten, Knospen und Beeren können Sie in der Regel auf das Abbrausen verzichten. Nach dem Waschen unbedingt immer gut abtrocknen, am besten durch sanftes Abtupfen mit Küchenpapier.

Manche Kräuter und Blüten kann man direkt nach dem Pflücken verwenden: Frische Blätter abzupfen, mit reichlich Olivenöl im Mixer zerkleinern, gut mit Zucker mischen und fertig ist ein herrlich duftender Körperscrub. In manchen Produkten wie beispielsweise Masken und Scrubs verwende ich Pulver aus getrockneten Pflanzenteilen, die man selbst mithilfe eines Mixers herstellen oder auch fertig kaufen kann.

Um die Wirkstoffe aus den Pflanzen zu lösen, muss manchmal zu Methoden wie Destillation oder Extraktion mit Öl, Wasser oder Alkohol gegriffen werden. Unterschiedliche Lösungsmittel trennen jeweils unterschiedliche Wirkstoffe aus den Pflanzen. Wasserlösliche Substanzen wie Saponine und Polyphenole lösen sich ganz einfach im Wasser, fettlösliche Substanzen wie Karotinoide (Karotte), Phytosterole (Klee) und ätherische Öle (Rosmarin, Thymian und Vanille) benötigen Öl oder andere spezielle Lösungsmittel, um extrahiert werden zu können. Folgende Methoden werden für Pflanzen und Co. angewandt:

Eine Tinktur ist ein alkoholischer Kräuterauszug: Die Pflanzenteile (frisch oder getrocknet) werden mit 40–70-prozentigem Ethanol bedeckt und ziehen 2–4 Wochen. Dieses Alkohol-Wasser-Gemisch extrahiert beispielsweise waschaktive Substanzen (sogenannte Saponine), ätherische Öle und Radikalenfänger wie Flavonoide und Polyphenole. Die Pflanzenteile werden nach der Ruhezeit mithilfe eines Teefilters abgesiebt und die Tinktur in Flaschen abgefüllt. Durch den hohen Alkoholgehalt sind Tinkturen etwa 1 Jahr haltbar. Ich bevorzuge frische Pflanzenteile, weil sie duftreichere und farbintensivere Tinkturen ergeben. Tinkturen werden oft in Gesichts- und Rasierwasser, aber auch in Salben und Lotionen verwendet.

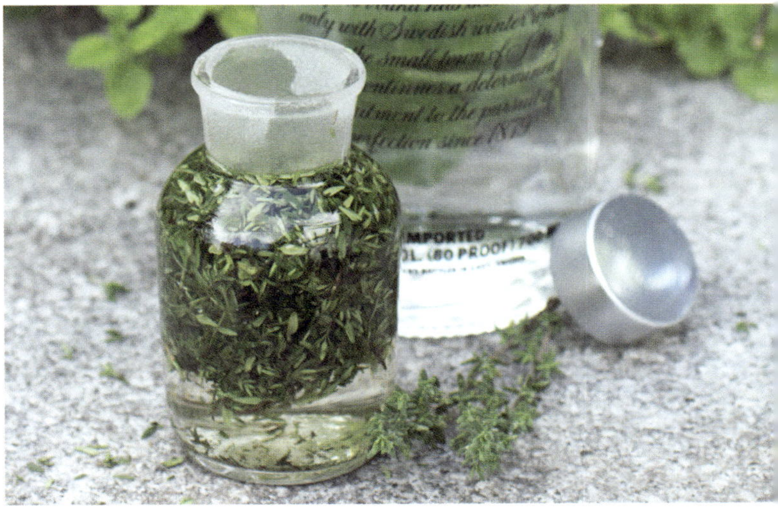

Durch Extraktion werden der Pflanze Wirkstoffe entzogen.

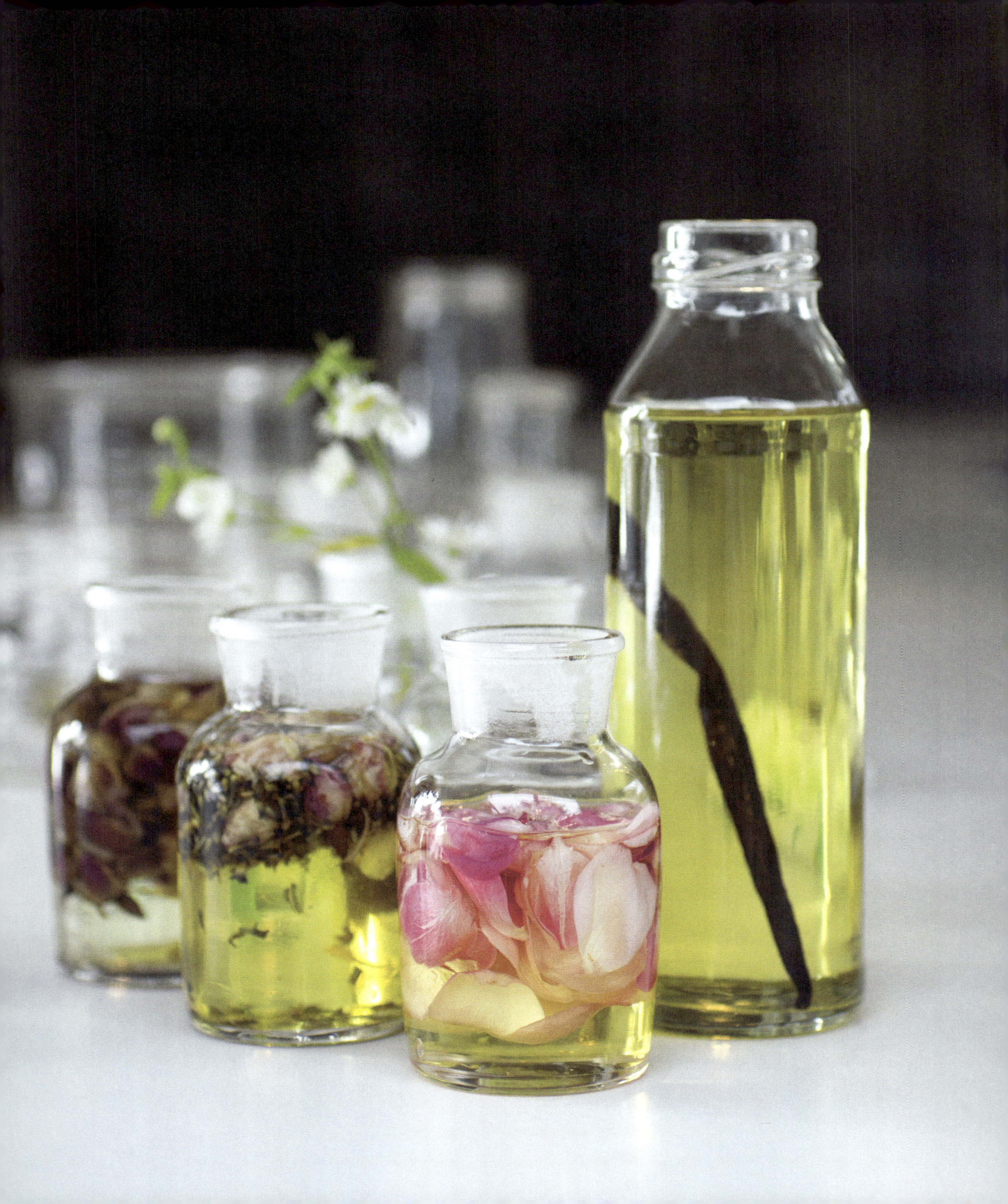

Kaltwasserextraktion verwendet man bei sogenannten Schleimdrogen wie Leinsamen oder bei wärmeempfindlichen Pflanzen wie Wegerich und manchmal auch bei ätherischen Ölen wie Minze. Etwa 24 Stunden lang liegen die zerkleinerten Pflanzenteile im kalten Wasser und werden dann durch spezielles Filtrierpapier oder einen Tee- oder Kaffeefilter abfiltriert. Diese Extrakte haben wegen ihres hohen Wasseranteils eine sehr kurze Haltbarkeit und sollten frisch verwendet werden.

Einen Aufguss kennen Sie vom Teekochen. Hier werden die Pflanzenteile mit kochendem Wasser übergossen und ziehen zugedeckt 10–15 Minuten. Danach werden sie abgesiebt und der entstandene „Tee" verwendet. Das kochende Wasser löst die heilenden und pflegenden Inhaltsstoffe. Aufgüsse werden oft für Bäder, Gesichtswasser und Haarpflege verwendet. Sie sind nur wenige Tage im Kühlschrank haltbar, man kann sie aber portionsweise einfrieren und bei Bedarf auftauen.

Länger haltbar sind Ölauszüge. Bei der kalten Mazeration mit Öl werden frische Kräuter zerkleinert, kurz getrocknet, in eine Flasche gefüllt und komplett mit Öl bedeckt. Das Öl muss nativ und stabil sein, gut geeignet sind Olivenöl und Jojobaöl. Die Flasche an einem ruhigen Ort 2 Wochen stehen lassen. Zwischendurch öfter schwenken und sicherstellen, dass die Kräuter immer komplett mit Öl bedeckt sind. Die Pflanzenteile werden anschließend durch ein Geschirr- oder Gazetuch abgefiltert und das Kräuteröl in Flaschen gefüllt. Ich verarbeite bevorzugt frische Kräuter, sie geben mehr Farbe und Duft ab und das Öl wird „lebendiger". Die entstandenen Öle sind vollgepackt mit fettlöslichen Substanzen und können pur verwendet werden sowie als Körper- und Massageöl oder als Zutat in Salben, Butter und Lotionen.

## Honig

Honig gehört zu den ältesten kosmetischen Mitteln, die wir bereits aus der Antike kennen. Er ist reich an Fettsäuren, Mineralien und Spurenelementen und hat unzählige gute Eigenschaften: Er wirkt heilend, abschwellend und beruhigend auf die Haut. Honig bindet Feuchtigkeit, glättet und fördert die Durchblutung. Er ist auch ein idealer Bestandteil von frischen Produkten wie Masken und Scrubs, da er leicht antibakteriell wirkt und sanft reinigt. Am besten kaufen Sie kalt geschleuderten naturbelassenen Honig im Bioladen. Als vegane Alternative verwenden Sie Ahornsirup mit Zitronensaft.

## Wasser

Wasser ist eine wichtige, aber auch eine problematische Zutat in der Kosmetik-Manufaktur. Je mehr Wasser ein Produkt enthält, umso empfindlicher ist es für Bakterienbefall oder Schimmel. Am besten benutzen Sie frisch abgekochtes Leitungswasser, das Sie durch einen Teefilter aus Papier gießen, um eventuelle Kalkreste zu entfernen.

## Milchprodukte

Produkte wie Joghurt, Sahne, Buttermilch, Milch oder Molkepulver sind wertvolle Zutaten in der Kosmetikherstellung. Sie sind Alleskönner und werden vielfältig eingesetzt, da sie eine Reihe von Substanzen enthalten, die unsere Haut schützen und regenerieren. Sie lassen sie rosig und frisch aussehen, wirken außerdem pflegend und glättend. Die Haut wird erfrischt, verjüngt und gepflegt.

Milchprodukte enthalten Fette, die unseren eigenen natürlichen Hautfetten sehr ähnlich sind, sie wirken beruhigend und nährend. Zusammen mit Milcheiweiß-Molekülen können diese Fette eine pflegende Schutzhülle bilden, die beruhigt und schützend wirkt wie ein Seidenkokon.

Milchsäure wirkt wie ein sanftes Säurepeeling und löst Verhornungen. Die Haut wird belebt und bekommt ein frisches Aussehen. Zudem stabilisiert Milchsäure den pH-Wert der Haut und damit den natürlichen Säureschutzmantel. Sie ist ebenfalls ein natürlicher Bestandteil unseres eigenen feuchtigkeitsbindenden Faktors NMF (siehe Seite 10) und ein hervorragender Feuchtigkeitsspender.

Vitamine wie Vitamin A, D, E und viele B-Vitamine machen Milch zu einer hervorragenden Anti-Aging-Pflege. Die enthaltenen Milchzucker-Moleküle und Mineralien funktionieren wie natürliche kleine Feuchtigkeitsspeicher und legen in der Haut ein Depot an. Sahne und Milch arbeiten wie natürliche Emulgatoren, was man sich auch beim Vollbad zunutze machen kann: Wer nicht möchte, dass das pure Badeöl auf der Wasseroberfläche schwimmt, gibt einen Schuss Milch oder Sahne dazu. Pur zugesetzt in der Badewanne, pflegen Milch und Sahne den Körper streichelzart. Kleopatra wusste ganz genau, warum sie in Eselsmilch badete!

Buttermilch und Joghurt enthalten übrigens nahezu 50-mal mehr Milchsäure als Vollmilch und sind deswegen geradezu perfekt geeignet für exfolierende Masken und Peelings.

### Expertentipp

Werfen Sie kürzlich abgelaufenen Joghurt oder Buttermilch nicht einfach weg, sie eignen sich hervorragend als sanftes Hand- oder Fußbad oder für eine Maske. Tauchen Sie Hände und Füße 10–15 Minuten in eine Schüssel mit Joghurt oder Buttermilch. Für eine sanft peelende Gesichtsmaske vermischen Sie Joghurt mit etwas Tonerde und tragen die Mischung auf. Achtung, die Maske wieder abnehmen, bevor sie getrocknet ist.

Da Milch und Milchprodukte schnell verderben, ist Kosmetik mit Milch und Co. nur kurz haltbar. Veganer verzichten auf den Gebrauch von Milchprodukten und können als exfolierende Zutat pflanzliche Milchsäure verwenden, am besten eine 0,5-prozentige Lösung. Als pflegende Zutat eignen sich Mandel- oder Hafermilch.

## Salze

Normales Meersalz besteht zu etwa 97 Prozent aus Kochsalz (Natriumchlorid), der Rest hauptsächlich aus Kalium-, Magnesium- und Mangansalzen. Sel Gris oder Guérande-Salz ist ein graues Salz, das in der Bretagne von Hand geerntet wird. Die Farbe kommt vom Tonboden in den Salzbecken. Durch seinen Anteil an Tonerde und Algen hat es einen höheren Gehalt an Kiesel und Mineralien.

Die Zusammensetzung von Totes-Meer-Salz unterscheidet sich deutlich von normalem Meersalz. Hauptbestandteil ist mit etwa 50 Prozent Magnesiumchlorid. Es ist reich an Mineralstoffen wie Kalzium, Kalium und Jod. Auch Spurenelemente wie Zink, Eisen, Kupfer und Brom sind darin enthalten. Die pflegende Wirkung von Bädern mit diesem Salz ist schon seit der Antike bekannt. Speziell Menschen mit trockener, schuppiger Haut, die juckt und spannt, profitieren von der heilenden Wirkung.

Himalajasalz ist ein rosafarbenes Steinsalz aus Pakistan, das gerne für Bäder und Peelings verwendet wird. Im Grunde genommen ist es ein Meersalz mit einem höheren Anteil an Eisenverbindungen, die ihm auch die zartrosa Farbe verleihen. Es besteht zu 98 Prozent aus Kochsalz.

Epsomsalz besteht hauptsächlich aus Magnesiumsulfat und wird gerne für muskelrelaxierende oder reinigende Detox-Bäder genutzt.

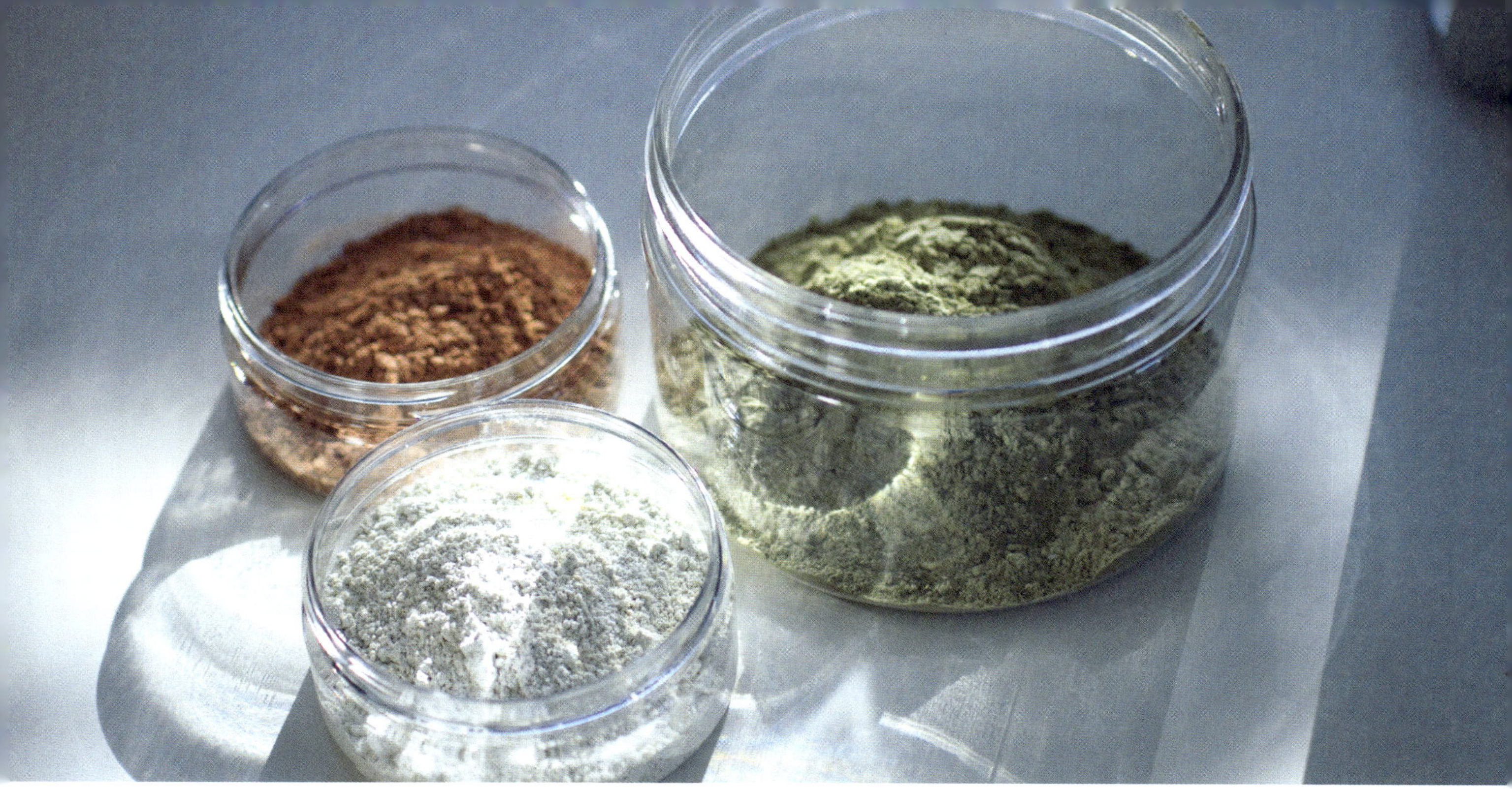

Natürliche Erden eignen sich hervorragend für die Hautreinigung.

## Erden

Erden sind feine Gesteinspülverchen und bestehen hauptsächlich aus Quarz und Silikaten. Alle Erden sind reich an Mineralien und Spurenelementen. Sie besitzen eine große Oberfläche mit hoher Saugfähigkeit, die Schmutz und Fette hervorragend absorbiert und die Haut reinigt.

Kaolin ist eine natürliche, weiße Tonerde ohne Eisenverbindungen. Kaolin reinigt die Haut gründlich, aber sanft und reguliert die Talgproduktion. Sie wirkt beruhigend auf die Haut, mildert Rötungen und eignet sich besonders gut für empfindliche, trockene und/oder reifere Haut.

Gelbe und rote Tonerde sind von der Zusammensetzung sehr ähnlich, die unterschiedliche Farbe beruht auf den unterschiedlichen Eisenverbindungen. Rote und gelbe Tonerde sind eher für normale Haut geeignet, helfen aber auch bei empfindlicher Haut. Rosa Tonerde ist eine Mischung aus roter Tonerde und Kaolin. Sie eignet sich gut für empfindliche und reifere Haut.

Von der grünen Erde gibt es zwei Varianten: Illite (grüne Lavaerde) und Montmorillonit. Illite ist die am häufigsten verwendete Tonerde in der Naturkosmetik. Sie passt für alle Hauttypen. Die grüne Montmorillonit-Tonerde aus Frankreich ist ein Lavagestein mit hoher Reinigungskraft. Sie eignet sich für unreine, fettige und Mischhaut.

Lavaerde-Ghassoul aus Marokko ist eine klassische Wascherde, die schon in der Antike verwendet wurde. Sie hat ein hohes Absorptionsvermögen und reinigt stark. Ideal für unreine und fettige Haut.

Die Salze und Erden können Sie in der Apotheke oder beim Online-Versand bestellen (siehe Adressen Seite 146).

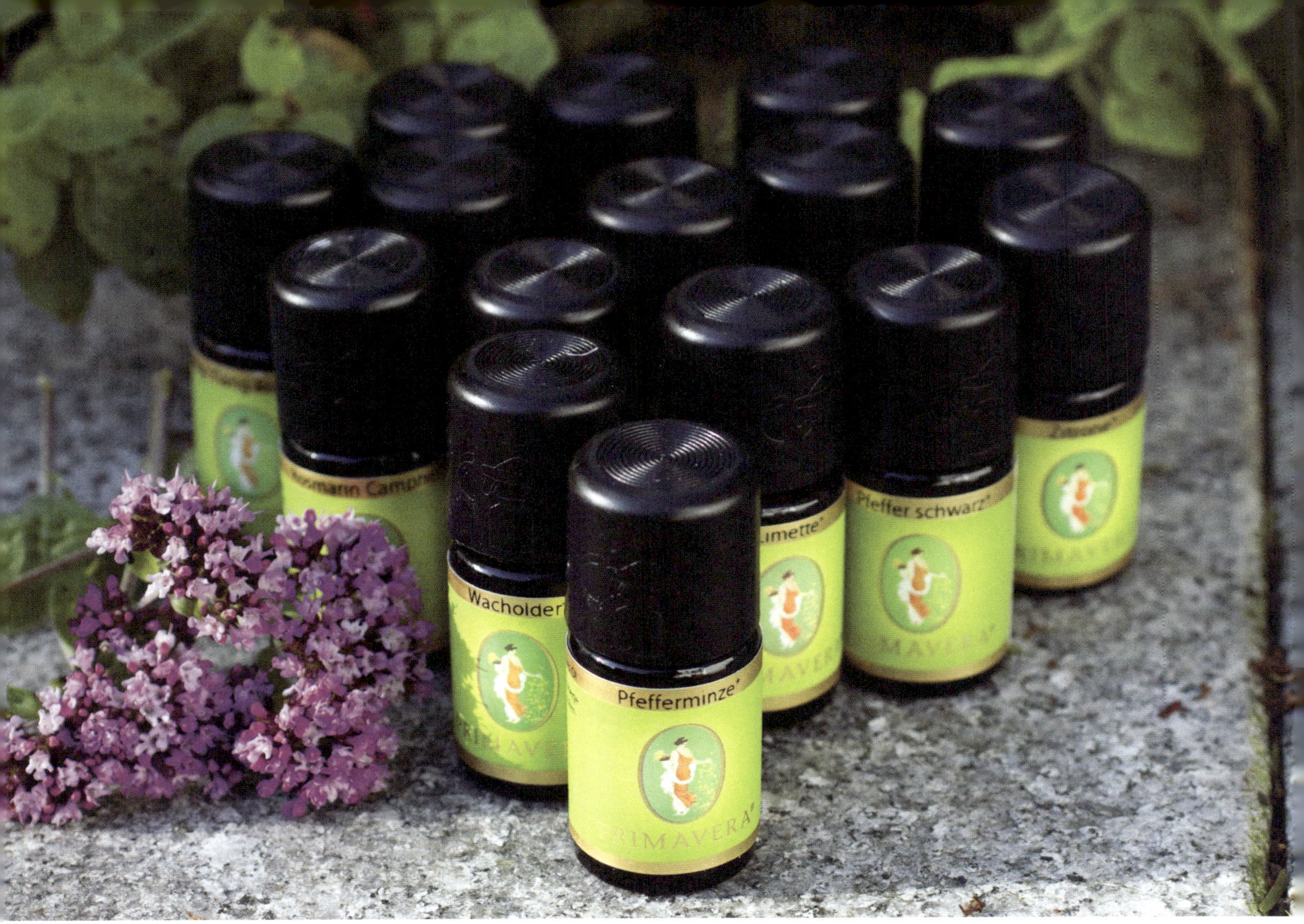


## Ätherische Öle

Ätherische Öle gehören zu den edelsten und kostbarsten Zutaten in der Naturkosmetik-Manufaktur. Sie sind eigentlich gar keine echten Öle, sondern Mischungen aus flüchtigen und fettlöslichen Substanzen, im Prinzip handelt es sich um äußerst komplexe Pflanzenessenzen. Sie werden meist durch Wasserdampfdestillation aus unterschiedlichen Pflanzenteilen wie Blüten, Blättern und Wurzeln, aber auch aus Samen und Harzen gewonnen. Ätherische Öle sind hochkonzentriert in Duft und Wirkung und eine Wissenschaft für sich. Die oft komplexen Essenzen werden gerne zur Beduftung vom Naturkosmetik verwendet, haben aber auch medizinische Wirkung. Sie können antibakteriell wirken, adstringierend, tonisierend und entzündungshemmend. Sie beeinflussen außerdem unsere Stimmung: Lavendel, Neroli und Rose beispielsweise wirken beruhigend und spenden Trost. Minze, Limette und Bergamotte hingegen sind erfrischend und anregend und wirken als wahre Stimmungsaufheller; darum sind sie wunderbar geeignet als „Gute-Laune-Macher" in der dunklen Jahreszeit.

Ätherische Öle werden von den Pflanzen als Schutz gegen Umwelteinflüsse produziert, wehren Schädlinge, Pilze und Bakterien ab, locken Bienen und andere pollinierende Insekten an. Sie sind regelrechte Universalhelfer der Pflanzen, duften also nicht nur verführerisch, sondern sind höchst potent und deswegen auch mit Vorsicht zu genießen! Sie können die Haut reizen und Allergien auslösen, deshalb ist es wichtig, dass Sie sich ganz genau an die Mengenangaben halten.

Dosierung ätherische Öle
Gesichtscremes und -öle: 3–5 Tropfen/50 ml
Haaröl: 6–10 Tropfen/50 ml
Körperöle: bis zu 6–12 Tropfen/50 ml
Bäder: nicht mehr als 5–10 Tropfen/Vollbad
Fußbäder: 3–4 Tropfen/Bad

Manche ätherischen Öle wie Bittermandel, Kampfer, Thuja und Efeu sind giftig. Andere Öle sind bekannt für ihre hautreizenden Eigenschaften und gehören nicht in Cremes & Co. Dazu gehören Nelken, Zimt und Oregano. Auch Thymian ist nur mit Vorsicht einzusetzen. In der Literatur (siehe S. 147) findet man Hinweise darauf, welche Öle pur verwendet werden können. Auch ich kenne Menschen, die auf sogenannte „sichere“ Öle allergisch geworden sind, deshalb lieber immer verdünnt verwenden. Eine Verdünnung auf ein bis drei Prozent gilt als sicher für Erwachsene. In der Babypflege verzichtet man am besten auf ätherische Öle, da der Geruchssinn bei Babys extrem empfindlich ist und manche Öle wie Eukalyptus sogar zu akuter Atemnot führen können. In der Schwangerschaft ist es ebenfalls besser, bestimmte Öle, wie zum Beispiel Salbei, Jasmin, Ingwer und Myrrhe, nicht zu verwenden. Klären Sie bitte immer mit Ihrer Hebamme und/oder Ihrem Arzt, welche ätherischen Öle Sie in der Schwangerschaft unbesorgt verwenden können. Ätherische Öle bekommen Sie in der Apotheke, im Reformhaus oder Bioladen sowie im Online-Versand.

## Welches ätherische Öl für welchen Hauttyp?

Normale Haut: Lavendel, Neroli, Rose und Rosengeranium

Empfindliche Haut: Immortelle, Jasmin, Lavendel, Myrrhe, Neroli, Römische Kamille, Rose, Rosengeranie und Sandelholz

Trockene Haut: Jasmin, Karottensamen, Lavendel, Myrrhe, Neroli, Patschuli, Römische Kamille, Rose, Rosenholz, Rosengeranie und Sandelholz, Vanille, Vetivier, Weihrauch und Ylang Ylang

Ölige Haut: Blutorange, Immortelle, Lavendel, Myrte, Neroli, Rosengeranie, Teebaum, Thymian, Vetivier und Ylang Ylang

Unreine (zu Akne neigende) Haut: Immortelle, Karottensamen, Lavendel, Myrrhe, Myrte, Neroli, Patschuli, Römische Kamille, Rosenholz, Schafgarbe, Teebaum, Thymian, Vetivier, Weihrauch und Ylang Ylang

Mischhaut: Grapefruit, Lavendel, Myrrhe, Myrte, Orange, Palmarosa, Patschuli, Rose, Rosengeranium, Ylang Ylang und Zeder

Reife Haut: Karottensamen, Myrrhe, Neroli, Patschuli, Rose, Rosengeranium, Rosenholz, Sandelholz, Vetiver, Weihrauch und Ylang Ylang

Entzündliche Haut (dies ist kein Hauttyp, sondern ein momentaner Zustand, aber hier können Öle auch helfen): Immortelle, Jasmin, Karottensamen, Lavendel, Neroli, Patschuli, Römische Kamille, Rose, Rosengeranie, Sandelholz, Schafgarbe, Teebaum, Vetivier und Ylang Ylang

### Wie findet man den Lieblingsduft?

Sie sind sich nicht sicher, welche Öle harmonieren? Ob Sie die vorgeschlagene Duftmischung mögen? Mit dieser Methode finden Sie ganz leicht heraus, welcher Duft Ihnen gefällt: Testen Sie die Duftmischungen in Tropfen-Portionen – und zwar mithilfe von Zahnstochern. So wird das kostbare Öl nicht verschwendet. Und so geht's: Tauchen Sie die Spitze eines Zahnstochers in das Öl, das Sie verwenden möchten – das ist das Äquivalent zur Duftmischung: pro Tropfen ein Zahnstocher. Wenn für das Rezept zwei Tropfen benötigt werden, nehmen Sie zwei Hölzer: Für die Duftmischung Earth brauchen Sie 6 Tropfen Neroli, 4 Tropfen Patschuli und 4 Tropfen Rosmarin: Zum Testen brauchen Sie also 3 Hölzer mit je 1 Tropfen Neroli, 2 Hölzer mit je 1 Tropfen Patschuli und 2 Hölzer mit je 1 Tropfen Rosmarinöl. Legen Sie die Hölzer in ein Glas mit Deckel und warten Sie 30–60 Minuten. Dann Deckel darauf und ausgiebig und genüsslich riechen!

Wer mehr wissen möchte über Eigenschaften und Verwendung von ätherischen Ölen, findet auf Seite 147 eine Liste über Literatur zu diesem Thema.

**Expertentipp**

In Körperöle gegen Cellulitis und/oder Dehnungsstreifen passen Grapefruit, Jasmin, Orange, Vetivier, Ylang Ylang oder Zypresse.

## Blütenwasser

Blütenwasser oder Hydrolate sind wie pures, destilliertes Wasser versetzt mit wasserlöslichen Substanzen aus der Pflanze und einer geringen Menge an ätherischen Ölen. Sie sind häufig eigentlich ein Nebenprodukt der Herstellung von ätherischen Ölen durch Wasserdampfdestillation. Blütenwässer duften oft sehr verführerisch, sind natürlich viel milder als die puren ätherischen Öle, haben aber durch den hohen Wassergehalt auch eine kürzere Haltbarkeit. Reine Hydrolate sind sehr empfindlich und nur 3–6 Wochen haltbar. Zehnprozentige Hydrolate halten etwa 3 Monate lang und Hydrolate mit einem hohem Alkoholanteil können durchaus über 1 Jahr gelagert werden. Sie sollten am besten lichtgeschützt in dunklen Glasflaschen mit Sprühaufsatz aufbewahrt werden.

Hydrolate sind pur herrlich erfrischende und heilende Gesichtssprays und können auch als Rasierwasser zum Einsatz kommen. Sie werden außerdem in Cremes und Lotionen verwendet. Und sie sind auch wunderbare Zutaten in Haarwasser und Haarkuren. Diese Hydrolate eignen sich für folgende Haarprobleme:

Fettige Haare: Lavendel & Salbei
Trockene Haare: Karottensamen
Schuppen: Lavendel & Melisse
Haarausfall: Brennnessel & Rosmarin
Spliss: Sandelholz & Ylang Ylang

Klassische Hydrolate für das Gesicht sind Rosen- und Orangenwasser, aber auch Lavendel, Kornblume, Kamille, Salbei und Hamamelis werden gerne wegen ihres Dufts und ihrer heilenden Eigenschaften verwendet.

Da Sie vermutlich keinen Destillationsapparat besitzen, müssen Sie Hydrolate kaufen (siehe Adressen Seite 146). Wer selbst destillieren möchte, findet bei Olionatura eine sehr detaillierte und gute Anleitung: www.olionatura.de/_pflanzen/destillation.php.

## Welches Blütenwasser für welchen Hauttyp?

Normale Haut: Calendula, Kamille, Lavendel, Neroli und Rose

Empfindliche Haut: Calendula, Lavendel, Lindenblüte, Neroli, Römische Kamille und Rose

Trockene Haut: Calendula, Immortelle, Kamille, Kornblüte, Lavendel, Lindenblüte, Neroli und Rose

Ölige (fettige) Haut: Hamamelis, Immortelle, Kamille, Klettenwurzel, Kornblüten, Lavendel, Myrrhe, Myrte, Neroli, Pfefferminze, Rose, Salbei und Schafgarbe

Unreine (zu Akne neigende) Haut: Hamamelis, Immortelle, Kamille, Kornblüten, Lavendel, Mädesüß, Manuka, Melisse, Myrrhe, Myrte, Neroli, Pfefferminze, Ringelblüte, Rose, Rosmarin, Salbei, Sandelholz, Schafgarbe, Teebaum, Thymian und Zeder

Mischhaut: Hamamelis, Lavendel, Neroli, Rose, Rosengeranium und Thymian

Reife Haut: Immortelle, Iriswurzel, Kamille, Klettenwurzel, Lavendel, Lindenblüten, Melisse, Myrte, Neroli, Rose, Rosmarin*, Salbei*, Sandelholz und Zeder

* speziell für unreine reife Haut

Entzündliche Haut (dies ist kein Hauttyp, sondern ein momentaner Zustand, aber hier können Hydrolate auch helfen): Hamamelis, Immortelle, Kamille, Lavendel, Manuka, Schafgarbe, Neroli und Rose

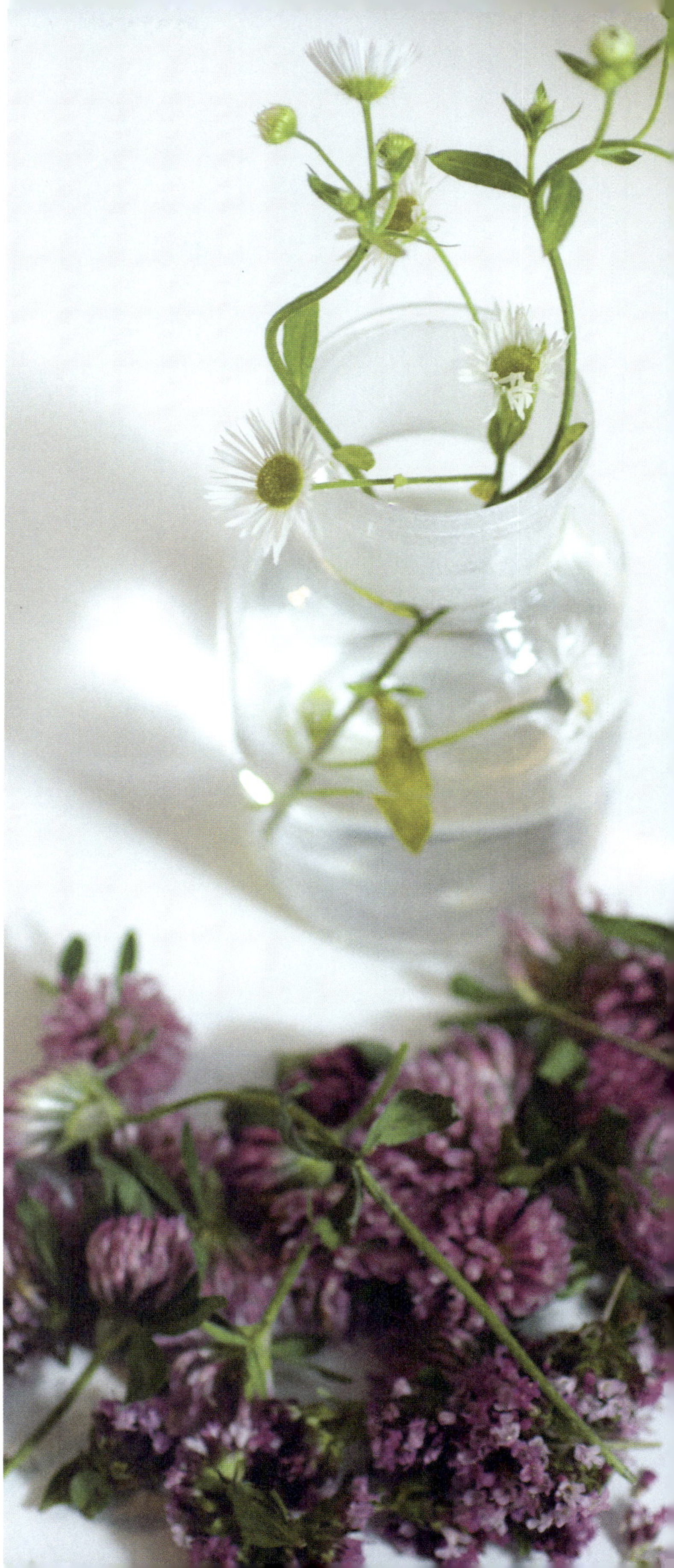

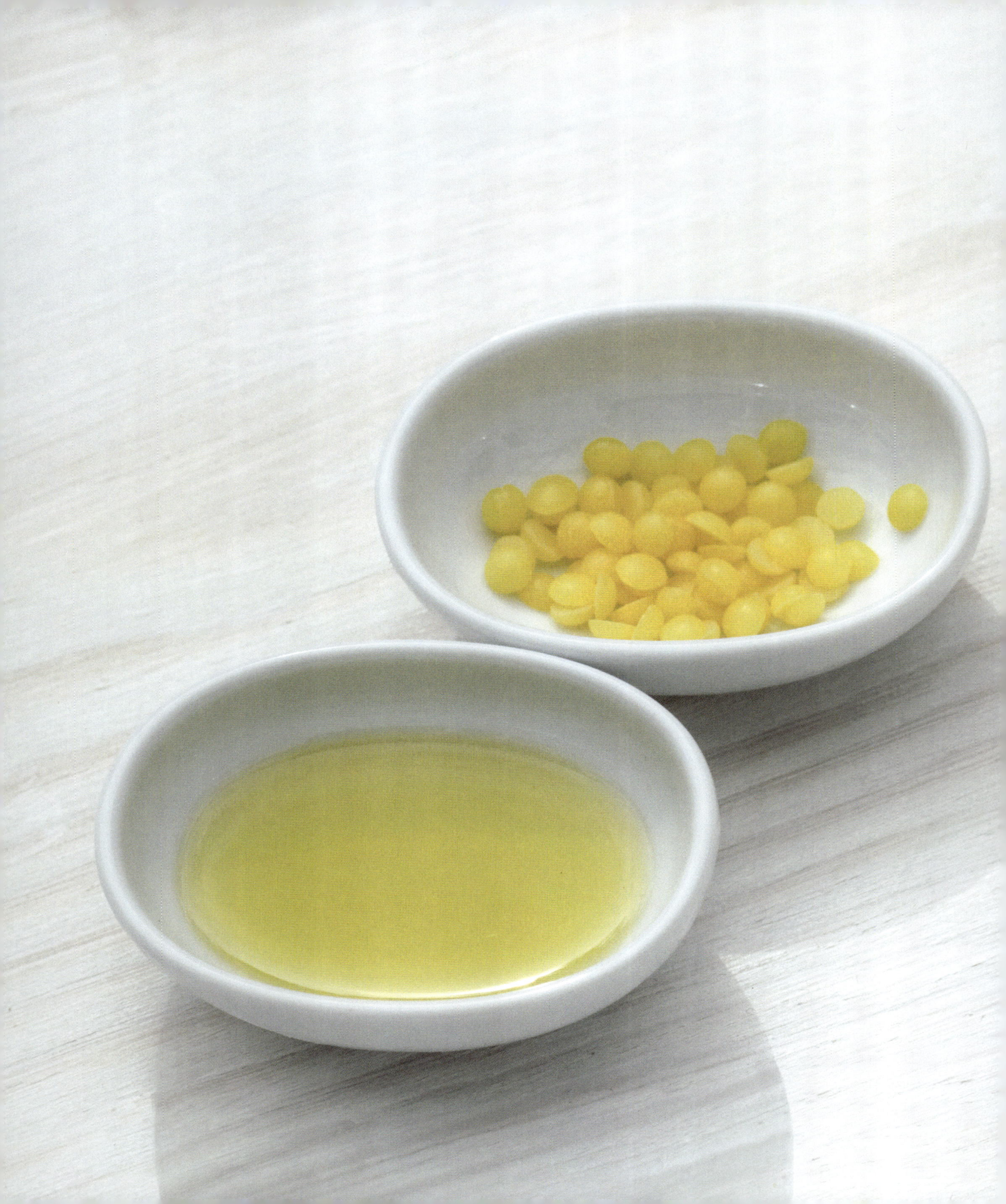

## Pflanzenöle, Butter und Wachse

Natürliche Öle sind im wahrsten Sinne des Wortes Gold wert für die Haut, egal, ob sie pur als Körperöl verwendet werden oder als Zutat in Cremes & Co. In der natürlichen Hautpflege spielen Öle eine Hauptrolle. Sie werden seit eh und je und in allen Kulturen als pflegendes Schönheitsmittel eingesetzt. Basisöle nennt man die reinen Pflanzenöle. Sie können pur verwendet werden oder als Grundlage für Kräuter- und Blütenöle sowie als Hauptzutat für viele Cremes & Co. dienen.

In herkömmlichen Kosmetikprodukten basieren die Hauptzutaten oft auf Erdöl, wie Paraffine oder synthetische Glyceride. Diese Trägerstoffe sind bei den Herstellern beliebt, da Erdölprodukte sehr stabil sind, sie werden nicht ranzig und sind außerdem preisgünstig. Sie stehen aber zunehmend in der Kritik, denn Erdölderivate werden nicht von der Haut aufgenommen oder verstoffwechselt, sie legen sich wie ein Film (oder – wie ich es empfinde – wie eine Plastiktüte) auf die Haut. Die Haut trocknet aus, die Nährstoffversorgung ist unterbrochen. Es entstehen sogar in vielen Fällen – trotz teurer Pflege – vermehrt Falten, da die Haut sich nicht mehr regenerieren kann. Mein größter Einwand gegen Paraffine und Co. ist jedoch, dass sie überhaupt keine Vorteile für die Haut bringen, denn sie haben keine Pflegewirkung. Was soll der Sinn von einem Kosmetikprodukt sein, das zu über 90 Prozent aus Stoffen besteht, die nicht wirklich pflegen, sondern eine reine Barrierefunktion besitzen? Produkte mit natürlichen Ölen als Basis bestehen fast ausschließlich aus aktiven, hautpflegenden, nährenden Stoffen. Die ganze Creme ist wirkintensiv – nicht nur ein Bruchteil davon.

Es gibt eine Reihe von Ölen, Butterarten und Wachsen, die in der Naturkosmetik verwendet werden können. Die wichtigsten Öle in meiner Manufaktur sind Aprikosenkern-, Argan-, Avocado-, Kokos-, Mandel-, Oliven-, Raps-, Rizinus- und Sonnenblumenöl. Sie kommen als Basisöl in Cremes, Gesichtspflege, Körper- und Badeölen zum Einsatz. Die verschiedenen Öle und Butter haben unterschiedliche Zusammensetzungen – unterschiedliche Fettsäuren – und wirken dadurch unterschiedlich auf der Haut (siehe unten). Manche sind „trocken“, sie ziehen daher sehr schnell ein. Andere sind „glitschiger“ und liegen länger auf der Haut auf, was sie zu idealen Massageölen macht.

Kokosöl gehört zu meinen Lieblingsölen: Es zieht schnell ein, spendet Feuchtigkeit und macht die Haut samtweich. Es wirkt leicht antiseptisch und wird gerne in Reinigungsprodukten und Deos verwendet. Wenn man es aufschlägt, bekommt es eine wunderbar fluffige, weiche Konsistenz und wird zu einer idealen Zutat für Körperbutter und Cremes.

Sheabutter kann pur oder in Cremes eingesetzt werden, sie macht die Haut weich und geschmeidig. Es gibt zwei Unterarten von Sheabutter: Paradoxa und Nilotica. Paradoxa enthält mehr gesättigte Fettsäuren und ist fester als Nilotica. Wegen ihrer weichen Konsistenz und ihrem hohen Gehalt an Omega-9-Fettsäure ist Nilotica sehr gut geeignet in der Gesichtspflege.

Wachse sind ebenfalls nützliche Zutaten in der Naturkosmetik-Herstellung: Bienenwachs, Beerenwachs, Carnaubawachs und Jasminwachs geben Balsamen & Co. eine festere Konsistenz und wirken leicht emulgierend. Ich verwende meisten Bienenwachs und für vegane Produkte Carnaubawachs.

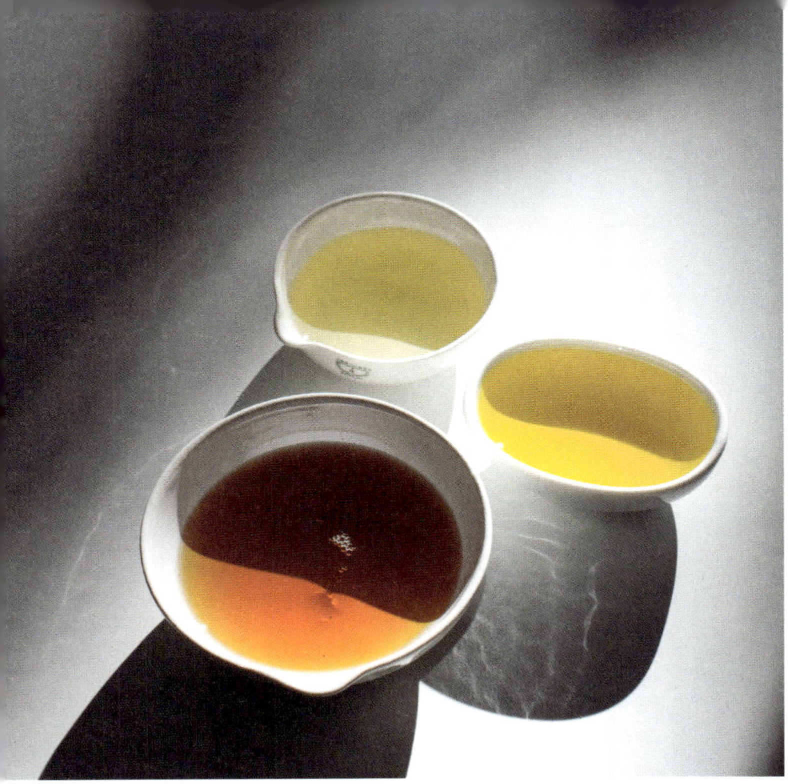

Öle unterscheiden sich stark in ihrer Wirkung.

### Expertentipp

Nehmen Sie eine kleine Dose Kokosöl auf jede Reise mit – Sie können diesen fein duftenden Allrounder nicht nur als Lippenpflege, Kur für die Haarspitzen, Nagelhautpflege und Hautbalsam verwenden, sondern auch als Make-up-Entferner und zur Reinigung.

## Welches Öl bzw. Fett für welchen Hauttyp?

Normale Haut: Argan, Granatapfel, Haselnuss, Jojoba, Kürbis, Leinsamen, Macadamia, Mandel, Mangobutter, Olive und Sonnenblumenöl

Empfindliche Haut: Aprikosenkern, Argan, Brokkolisamen, Granatapfel, Hagebutte, Hanf, Johanniskraut, Jojoba, Kameliensamen, Macadamianuss, Mädesüß, Mandel und Sonnenblumen

Trockene Haut: Aprikosenkern, Argan, Avocado, Borretschsamen, Calendula, Granatapfel, Hagebutte, Hanf, Jojoba, Kakaobutter, Kameliensamen, Karotte, Kokosöl, Macadamia, Mädesüß, Mandel, Nachtkerze, Olive, Sesam und Sheabutter

Ölige (fettige) Haut: Baobab, Brokkolisamen, Hanf, Johanniskraut, Jojoba, Leinsamen, Mädesüß, Mandel, Sheabutter, Sonnenblume und Traubenkern

Unreine (zu Akne neigende) Haut: Argan, Brokkolisamen, Jojoba, Johanniskraut, Leinsamen, Mädesüß, Mandel, Sheabutter, Sonnenblume und Traubenkern

Mischhaut: Aprikosenkernöl, Baubassusöl, Jojobaöl, Mandelöl, Sesamöl, Sojaöl, Traubenkernöl, Walnussöl und Wildrosenöl

Reife Haut: alle Samenöle, Aprikose, Argan, Avocado, Baobab, Granatapfel, Hagebutte, Jojoba, Kamelie, Karotten, Macadamianuss, Olive, Sesam und Traubenkern

Entzündliche Haut (dies ist kein Hauttyp, sondern ein momentaner Zustand): Aprikosenkern, Argan, Avocado, Baobab, Calendula, Hagebutte, Hanf, Johanniskraut, Jojoba, Kakaobutter, Kameliensamen, Karottensamen, Kokosöl, Kürbiskern, Macadamianuss, Mädesüß, Mandel, Nachtkerze und Sesam

Öle können Sie in der Apotheke, im Bioladen oder im Online-Versand (Adressen siehe Seite 146) kaufen. Wichtig ist die Qualität: Kalt gepresst und ungeröstet ist zu bevorzugen.

## Emulgatoren

Emulgatoren sind Moleküle mit einem wasserliebenden und einem fettliebenden Teil. Mit ihrer Hilfe kann man zwei nicht miteinander mischbare Flüssigkeiten – wie Wasser und Öl – mischbar machen. In der Kosmetikherstellung werden Emulgatoren auch zugegeben, um sicherzustellen, dass die hergestellten Cremes & Co. stabil bleiben und sich nicht wieder in eine Wasser- und Ölphase trennen. In der Naturkosmetik wird häufig Lecithin oder Lysolecithin als Emulgator verwendet. Lecithin wird überwiegend aus Soja gewonnen. In konventioneller Kosmetik werden öfter sogenannte PEGs (Polyethylenglycole) zugesetzt. Diese Stoffe werden mit kritischen Augen gesehen, da sie im Verdacht stehen „zu aktiv", zu sein und die Haut durchlässig für Schadstoffe zu machen. Die meisten Rezepte in diesem Buch kommen ohne Emulgatoren aus, nur bei einigen Lotionen und Cremes wird Lecithin verwendet, um diese feinstofflicher zu machen.

## Tenside

Tenside sind waschaktive Substanzen, die im Prinzip die gleichen Eigenschaften wie Emulgatoren besitzen: nämlich Fett und Wasser miteinander mischbar zu machen. Zudem verringern sie die Oberflächenspannung des Wassers. Es liegt nicht mehr als Tropfen auf, sondern kann tiefer in die Schutzschichten eindringen. Tenside lösen also Fett und Schmutz von der Hautoberfläche und lassen sich mit Wasser unter der Dusche abspülen oder mit dem Badewasser durch den Abfluss wegschwemmen. Zu stark waschaktive Substanzen entfernen aber nicht nur Schmutz, sondern auch das natürliche Fett in und auf der Haut. Die Hautbarriere wird so gestört und die Haut wird trocken, spannt und juckt. Als milde waschaktive Substanzen gelten Zucker- und Kokostenside. In der Naturkosmetik-Manufaktur kann ich folgende ökozertifizierte Emulgatoren/Tenside empfehlen: Dermofeel, Perlastan und Plantapon.

## Konservierungsmittel und Antioxidantien

Neben Emulgatoren und Tensiden sind Konservierungsmittel die Zutaten in der Kosmetik, die oft kritisch betrachtet werden. Am liebsten möchte man darauf verzichten, aber das ist nicht immer möglich. Natürliche Kosmetik wird leider nicht von Keimen und Bakterien verschont, sie ist im Gegenteil sogar eher anfälliger als herkömmliche Kosmetik, da die verwendeten Zutaten lebendig und nahrhaft sind. Um Verkeimung zu vermeiden, ist es unerlässlich, sauber und konzentriert zu arbeiten. Alle Zutaten müssen frisch sein, Arbeitsflächen und Utensilien sauber (siehe auch Seite 36–38). Sie können natürlich nicht steril arbeiten, aber zumindest keimarm. Das heißt so sauber arbeiten, dass so wenig Bakterien und Keime wie möglich die Chance haben, in Ihre Cremes & Co. zu gelangen. Unterschiedliche Zutaten sind natürlich unterschiedlich anfällig, darauf wurde weiter vorne ja schon eingegangen. Frische Zutaten wie Milch, aber auch frische Blätter und Blüten sind am empfindlichsten, ebenso Produkte mit hohem Wassergehalt. Manche natürlichen Zutaten können sogar leicht konservierend wirken, wie ausgewählte ätherische Öle (beispielsweise Benzoe-, Eukalyptus- und Rosmarinöl) und Ethanol.

Neben Verkeimung stellt Oxidation das größte Haltbarkeitsproblem dar. Fetthaltige Produkte, Cremes & Co. können ranzig werden. Alles, was Fett enthält, kann ranzig werden. Ungesättigte Fette sind lebenslustige Fette, sie gehen Verbindungen mit anderen Molekülen wie Luft ein und werden dann durch Oxidation ranzig. Hier gilt: je ungesättigter, umso lebenslustiger und umso schneller ranzig. Um das zu vermeiden, verwendet man Antioxidantien. Das sind Substanzen, die Sauerstoffmoleküle binden und die Fette vor Oxidation schützen. Ein häufig verwendetes Antioxidans in der Naturkosmetik-Manufaktur ist natürliches E-Vitamin. Natürliches E-Vitamin kann man als Kapseln in der Apotheke kaufen oder als Tropfen online bestellen (Adressen siehe Seite 146).

Um Cremes & Co. vor Luft zu schützen, ist es wichtig, die richtige Verpackung und Verpackungsgröße zu wählen. Wenn eine kleine Menge Creme in einem allzu großen Topf landet, bleibt viel Platz für Luft und Sauerstoffmoleküle. Verwenden Sie also immer die kleinstmögliche Verpackungsgröße. Eine gute Alternative ist sind sogenannte Airless-Spender – luftlose Spender, die so konstruiert sind, dass keine Luft von außen eindringen kann. Zum Einfüllen empfiehlt sich generell die Verwendung eines Spatels anstelle der Finger, um die Gefahr der Verkeimung zu minimieren.

### Expertentipp

Kleine Mengen, wenig Sauerstoff und eine saubere Arbeitsweise – das sind drei sehr wichtige Faktoren in der Naturkosmetik-Manufaktur, um möglichst haltbare Produkte herstellen zu können.

## Verträglichkeit testen

Allergene nennt man Stoffe, die allergische Reaktionen auslösen können. Sie signalisieren Gefahr im oder am Körper und fordern unser Immunsystem zum Kampf auf. Dabei werden diverse Botenstoffe wie Histamin ausgeschüttet und die Nase läuft, die Haut juckt und im schlimmsten Fall bekommen wir keine Luft mehr.

Wir können auf die meisten Stoffe allergisch reagieren, häufig sind Allergene sogar 100-prozentig natürlich, wie beispielsweise Pollen, Nüsse und Milcheiweiß. Man kann also sehr wohl auf Naturkosmetik allergisch reagieren. Mit am häufigsten sind allergische Reaktionen auf ätherische Öle, Lanolin und Henna.

Ich empfehle dringend, bei jedem Produkt, das Sie zum ersten Mal in der Naturkosmetik-Manufaktur gemacht haben, zur Sicherheit einen kleinen „Verträglichkeitstest" auf der empfindlichen Innenseite des Unterarms vorzunehmen.

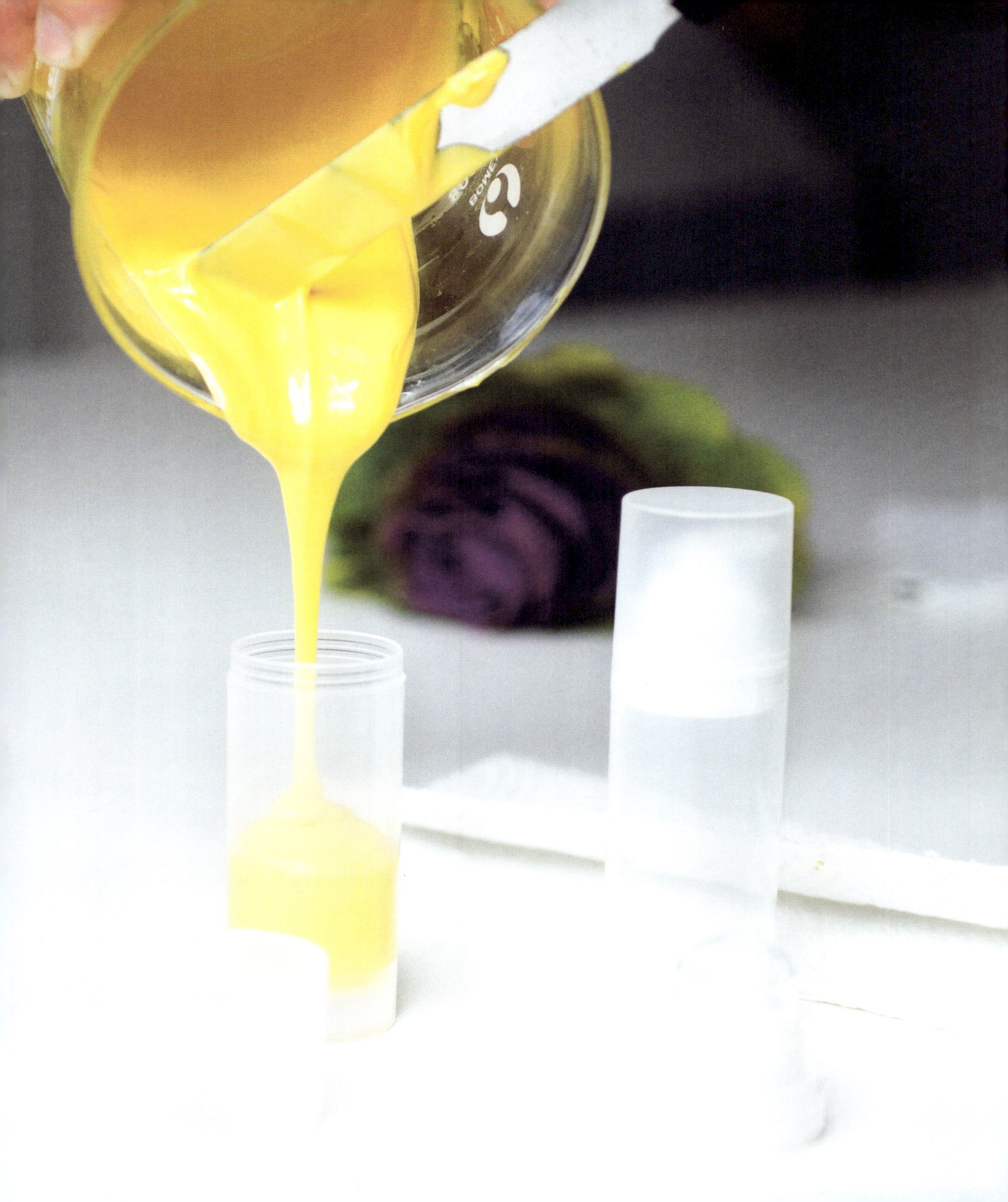

# Hygiene – das A und O

In der Naturkosmetik-Manufaktur herrscht ein strenges Reinheitsgebot – da kaum Konservierungsstoffe verwendet werden, müssen Sie ordentlich, sauber und keimarm arbeiten. Ich finde auch, dass es viel mehr Spaß macht, wenn alles sauber, gut vorbereitet und übersichtlich ist. Das bedeutet: Arbeitsfläche frei räumen, sauber machen und mit 70-prozentigem Ethanol abwischen. Geschirrtücher, Küchenrolle, Rezepte, Utensilien und Zutaten bereitstellen. Alle Utensilien mit 70-prozentigem Alkohol abwischen, Innenseite der Deckel nicht vergessen. Haare zurückbinden, Hände waschen (wer möchte, kann mit Einmalhandschuhen arbeiten, aber der hygienische Nutzen ist umstritten), Schürze anziehen und ran ans Werk!

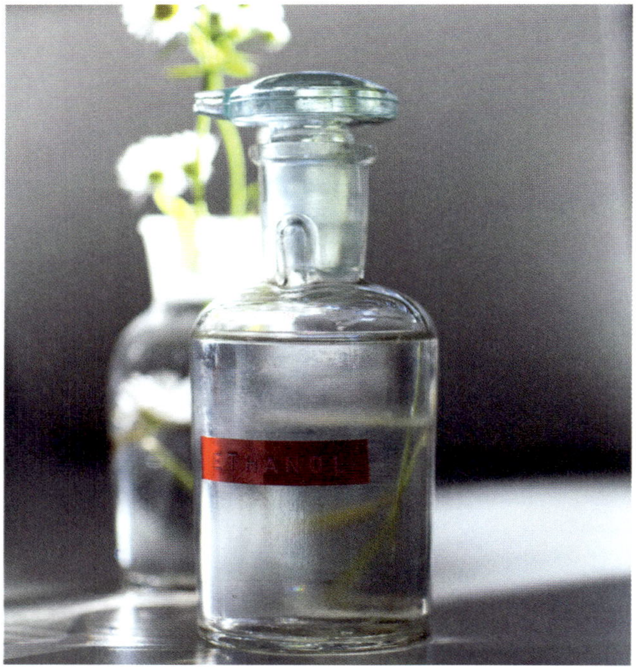


## Methoden der Sterilisierung und Reinigung

### Abkochen

Werkzeug, Töpfe und weitere hitzefeste Geräte etwa 10 Minuten in Wasser auskochen. Das ist natürlich nicht für Plastikteile geeignet und hinterlässt bei kalkhaltigem Wasser eine graue Schicht. Eignet sich gut für kleine Töpfe, Spatel usw.

### Reinigen mit Alkohol

70-prozentigen Alkohol (kann man selbst mischen aus 665 g Ethanol mit 96 Prozent plus 335 g abgekochtem Wasser, aber man kann ihn auch fertig in der Apotheke kaufen) in eine saubere Flasche mit Sprühvorsatz abfüllen. Die Arbeitsflächen damit einsprühen und mit einem sauberen, fusselfreien Tuch abwischen, Töpfe und Werkzeug ebenfalls einsprühen und kurz einwirken lassen. Deckel und Spatel nicht vergessen. Arbeiten Sie am besten mit ausgestreckten Armen, sodass Sie möglichst wenig Alkohol einatmen, er kann die Atemwege reizen.

### Sterilisieren mit Dampf

Diese Methode ist am effektivsten und wird deswegen auch in Krankenhäusern angewendet. Ein haushaltsüblicher Schnellkochtopf funktioniert hervorragend für Glas und Metall. Kleine Teile lassen sich in einem Babyflaschen-Sterilisator gut sterilisieren. In der Mikrowelle kann ebenfalls sterilisiert werden, eine sehr praktische Methode für hitzebeständige Utensilien. Wer einen Dampfgarer besitzt, kann die Utensilien ganz einfach etwa 10 Minuten im Dampf sterilisieren.

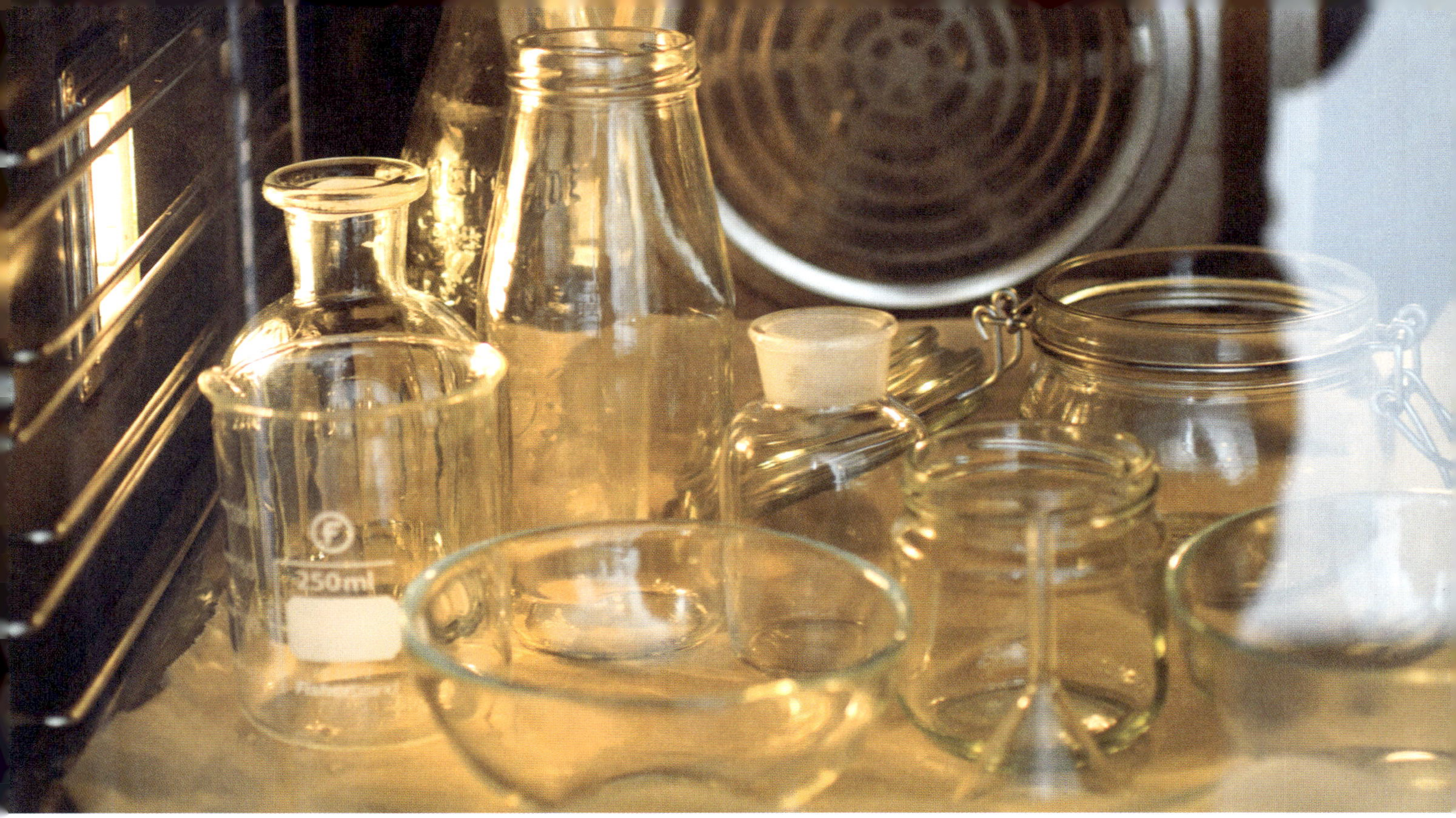


## Sterilisieren im Backofen

Behältnisse aus Glas kann man – wie bei der Marmeladenherstellung – im Backofen bei 120 °C etwa 10 Minuten sterilisieren.

## Immer sauber arbeiten

Die wertvollen Zutaten in der Naturkosmetik-Manufaktur sind äußerst lebendig und interagieren darum mit der Umwelt, das heißt, sie oxidieren und werden ranzig. Bakterien und Keime sind Lebewesen, die sich gerne von energiereichen, lebendigen und nahrhaften Materialien ernähren. Nur durch saubere Arbeitsweise und richtige Aufbewahrung können Sie diese in Schach halten.

## **Zusammenfassung**

Für die Rezepte in diesem Buch werden – abgesehen von Vitamin E, Alkohol und Zucker – keine Konservierungsmittel verwendet. Folglich ist die selbst gemachte Kosmetik nur begrenzt haltbar. Darum rate ich zu folgenden Maßnahmen:

Immer nur kleine Mengen herstellen, die schnell aufgebraucht werden können.

Möglichst kleine Gefäße benutzen und randvoll machen, dann bleibt wenig Platz für Luft.

Immer den Deckel drauf – wenn der Cremetopf offen ist, dringen Keime leichter ein, die Produkte trocknen schneller aus und Sauerstoff macht die gesunden Fette ranzig.

Dunkel und trocken aufbewahren, eventuell im Kühl- oder Gefrierschrank, dort ist die Verkeimung deutlich geringer als bei Raumtemperatur.

Finger weg – bitte immer saubere Spatel, Löffel oder Messer verwenden!

# Utensilien und Geräte

In unserer Apotheke haben wir ein kleines Labor mit vielen Spezialgeräten, die zum Einsatz kommen, wenn wir Salben, Cremes und Lotionen für unsere Kunden mischen. Wir tragen Handschuhe, Kopfbedeckung, Mundschutz und Kittel – alles, um uns zu schützen und die Cremes und Co. so keimarm wie möglich zubereiten zu können.

In der hauseigenen Kosmetik-Manufaktur benötigen Sie keine Spezialgeräte wie Analysewaagen. Um die Rezepte in diesem Buch umzusetzen, sind die meisten Küchenutensilien, die man in jedem Haushalt findet, ausreichend und passend. Das Wichtigste bei der Auswahl der Utensilien ist: Sie müssen leicht zu reinigen sein, darum sind Materialien wie Metall oder Glas besonders gut geeignet. Geräte, die nicht perfekt zu säubern sind, sollten ausschließlich der Benutzung in der Kosmetik-Manufaktur vorbehalten bleiben.

## Was in der Naturkosmetik-Manufaktur benötigt wird

- Siebe aus Metall, am besten mehrere in unterschiedlichen Größen
- Töpfe in verschiedenen Größen
- Wasserbad (ein Topf mit gut passender, hitzefester Schüssel, am besten aus Glas)
- Digitale Waage mit 1-Gramm-Schritten und Zuwiegefunktion
- Messlöffel für kleine Mengen
- Messbecher aus Metall und/oder Glas
- Glasbecher
- Glas- oder Metallschüsseln in unterschiedlichen Größen
- Rührgerät und/oder Schneebesen
- Mixer/Pürierstab
- Handaufschäumer
- Rührstäbe aus Glas oder Spatel aus Metall oder Holz
- Digitales Thermometer
- Mörser mit Stößel
- Pinzette
- Teigschaber, leicht zu reinigen
- 70-prozentiger Alkohol
- Küchenrolle
- Geschirrtücher
- Schürze
- Kopftuch, zumindest ein Haarband
- Flaschen und Gläser für die Aufbewahrung
- Kleine Sprayflaschen
- Notizheft und Stift

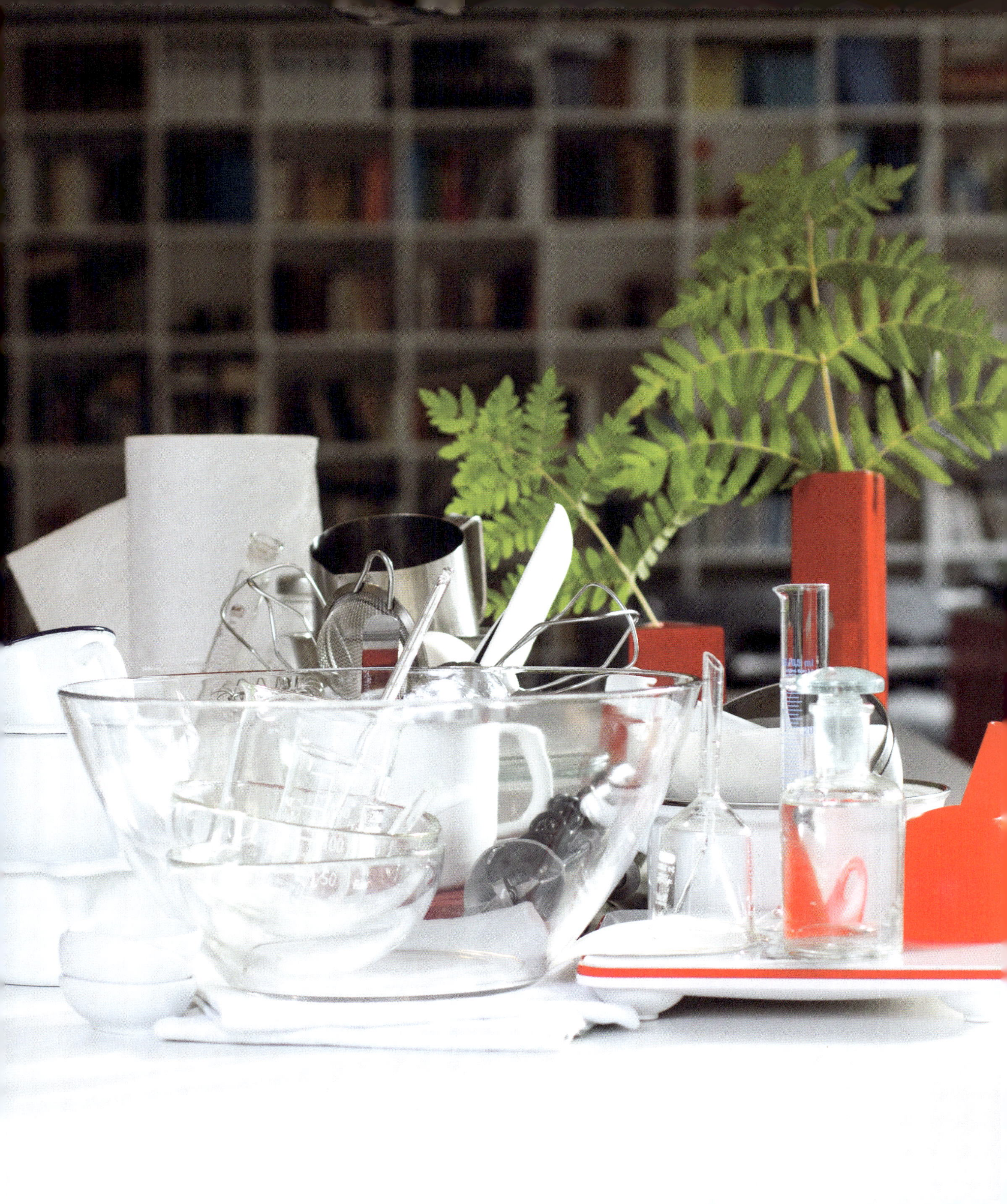

# Die schönsten Naturkosmetik-Rezepte

Simply Vanilla – ein pflegendes Körperöl, direkt nach der Dusche auf die noch feuchte Haut aufgetragen – bindet Feuchtigkeit, macht Ihre Haut samtweich und zieht dazu noch schnell ein. Was will frau mehr? Die sorgfältig ausgesuchten natürlichen Zutaten verleihen dem Öl seine verführerische Duftnote und sind wahre Stimmungsaufheller. Oder eine pflegende Gesichtsmaske, zugleich reinigend und beruhigend – auch für die Seele!

Ein Milchbad für die Füße mit gelben Blüten, die wie kleine strahlende Sonnen darin schwimmen … müde Füße bekommen eine Extraportion Liebe mit dem selbst gemachten Fußbalsam … der Freund oder Mann wird mit einer eigens für ihn kreierten Bartpflege verwöhnt. Das sind nur einige Beispiele, wie man sich ganz natürlich pflegen und gleichzeitig seinen Alltag angenehmer gestalten und für den einen oder anderen Glücksmoment sorgen kann.

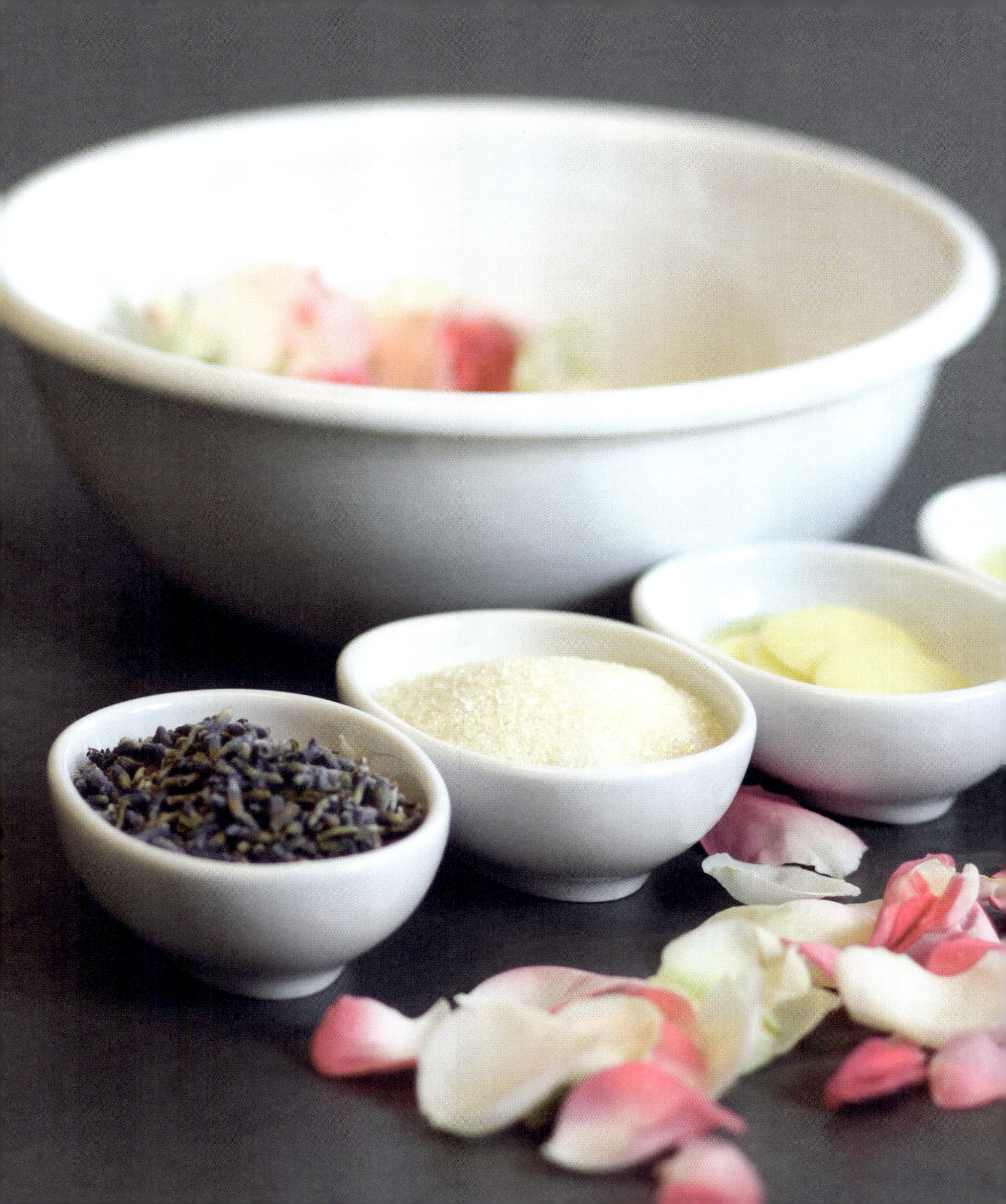

# Perfect Body Treat

Dieses pflegende Körperöl ist wunderbar nach der Dusche oder als Massageöl. Weizenkeim- und Mandelöl haben nur einen sanften Eigenduft und sind daher ideal als Basis für viele Duftzusätze. Mandelöl ist ein perfektes Körper- und Massageöl; es zieht hervorragend ein und pflegt himmlisch. Weizenkeimöl ist vollgepackt mit Vitamin E, Phytosterolen und Carotin – eine Geheimwaffe gegen das Altern!

Geeignet für: **ALLE HAUTTYPEN, AUCH FÜR EMPFINDLICHE HAUT**

### Zutaten für eine Flasche mit 100 ml

50 ml Weizenkeimöl

50 ml Mandelöl

1 Rezept Duftmischung (siehe Kasten)

### Zubereitungszeit

10 Minuten

### Haltbarkeit

9 Monate

## Zubereitung:

Geben Sie die Basisöle in ein Glas oder einen Messbecher und mischen Sie sie mithilfe eines Glasstabs oder Löffels. Fügen Sie die ausgewählten ätherischen Öle tropfenweise zu und rühren Sie alles gut um. Gießen Sie das fertige Öl mithilfe eines Trichters in die Flasche.

## Anwendung:

Als Massageöl: Erwärmen Sie das Öl vor der Massage durch Reiben zwischen den Handflächen auf Körpertemperatur.

Als Körperöl: Massieren Sie das Öl direkt nach der Dusche in die noch nicht ganz trockene Haut ein.

## Duftmischungen

**Love You – für frisch Verliebte und Liebende**

6 TRP ätherisches Ylang-Ylang-Öl
6 TRP ätherisches Sandelholzöl
4 TRP ätherisches Jasminöl

**Wake Me Up – für einen frischen Start in den Tag**

6 TRP ätherisches Limettenöl
6 TRP ätherisches Orangenblütenöl
4 TRP ätherisches Rosmarinöl

**Sensous – seien Sie sinnlich**

6 TRP ätherisches Patschuliöl
4 TRP ätherisches Rosenöl
4 TRP ätherisches Bergamotteöl

**Bliss – ab in einen rauschenden Glückszustand**

6 TRP ätherisches Rosenöl
3 TRP ätherisches Neroliöl
3 TRP ätherisches Irisöl
1 TRP ätherisches Tonkabohnenöl

### Tipp

Die Öle eignen sich auch als Badezusatz. Damit sie nicht an der Oberfläche schwimmen, mischen Sie 2 EL Öl mit einer halben Tasse Sahne und geben die Mischung ins Badewasser.

Vegan

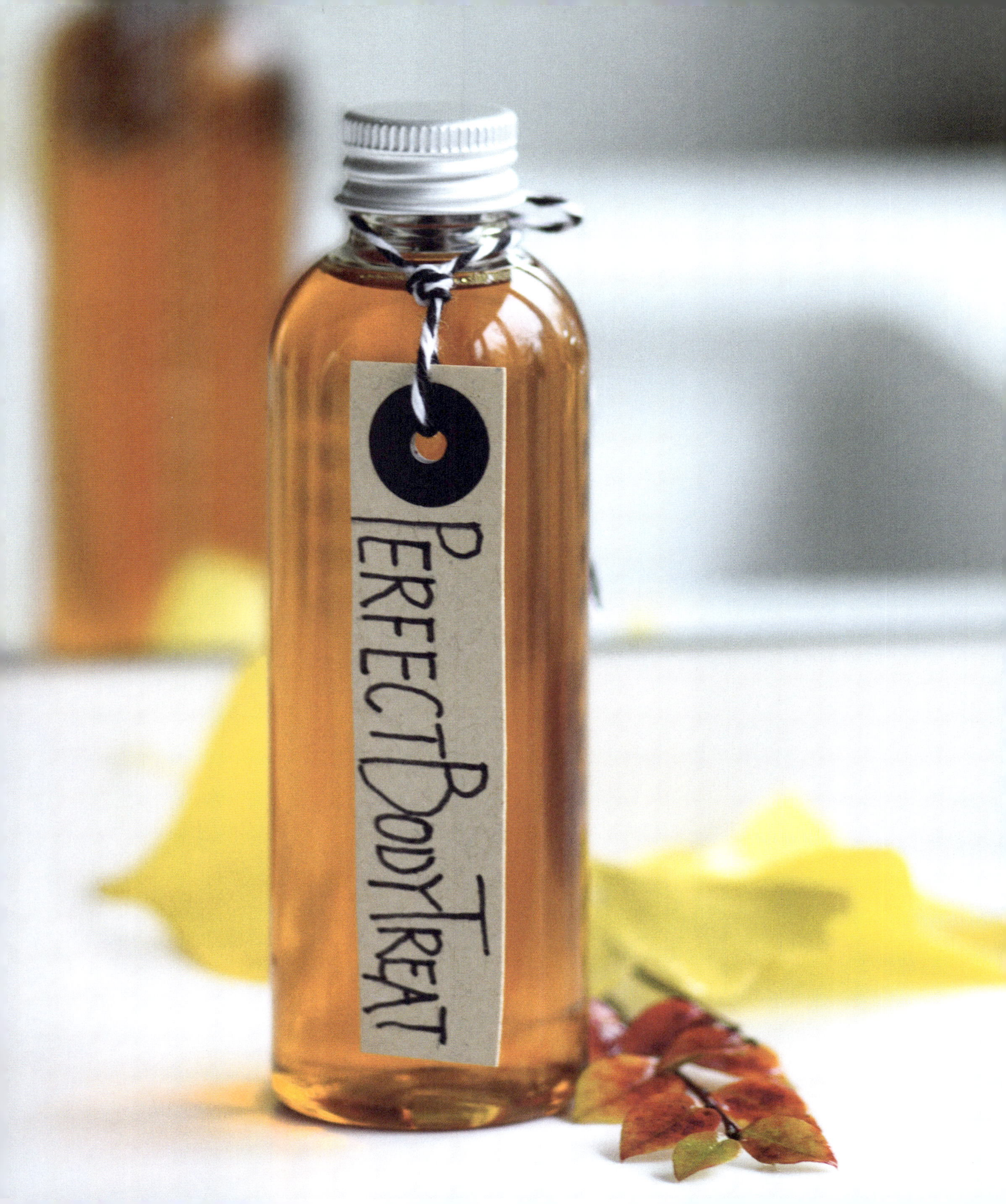
PERFECTBODYTREAT

# Simply Vanilla

Sie werden erstaunt sein, wie einfach sich so ein sinnliches Gewürzöl herstellen lässt und wie vielschichtig echte Vanille im Vergleich zu synthetisch hergestelltem Vanillin duftet. Mit dieser Mischung aus Mandel- und Jojobaöl als Grundlage kann die Vanille ihr volles Duftpotenzial entwickeln. Dieses Öl verwende ich auch gerne in Cremes & Co.

Geeignet für: **ALLE HAUTTYPEN**

### Zutaten für eine Flasche mit 200 ml

1 Vanilleschote

100 ml Jojobaöl

100 ml Mandelöl

### Zubereitungszeit

10 Minuten

+ 2 Wochen Ruhezeit

### Haltbarkeit

mindestens 1 Jahr

## Zubereitung:

Schneiden Sie die Vanilleschote längs auf und stecken Sie diese in eine hohe Flasche. Bedecken Sie sie komplett mit den Ölen, verschließen Sie die Flasche und lassen Sie sie 2 Wochen an einem ruhigen Ort stehen.
Überprüfen Sie das Öl jeden Tag und schwenken Sie die Flasche mehrmals täglich hin und her. Nach 2 Wochen entfernen Sie die Schote mithilfe einer Pinzette und gießen das Öl durch einen Papierteefilter in die Flasche.
Wenn Sie das Öl verschenken, können Sie als Deko eine frische Vanilleschote in die Flasche stecken.

## Anwendung:

Tragen Sie das Öl nach der Dusche auf die noch feuchten Haut auf.

### Duftvariationen

**Sweetheart**
Ersetzen Sie die Vanilleschote durch 20 getrocknete Rosenknospen und 3 EL getrocknete Lavendelblüten.

**Warm Winter Oil**
Ergänzen Sie die Vanilleschote mit 3 EL getrocknete Wacholderbeeren und 1 Zimtstange.

Vegan

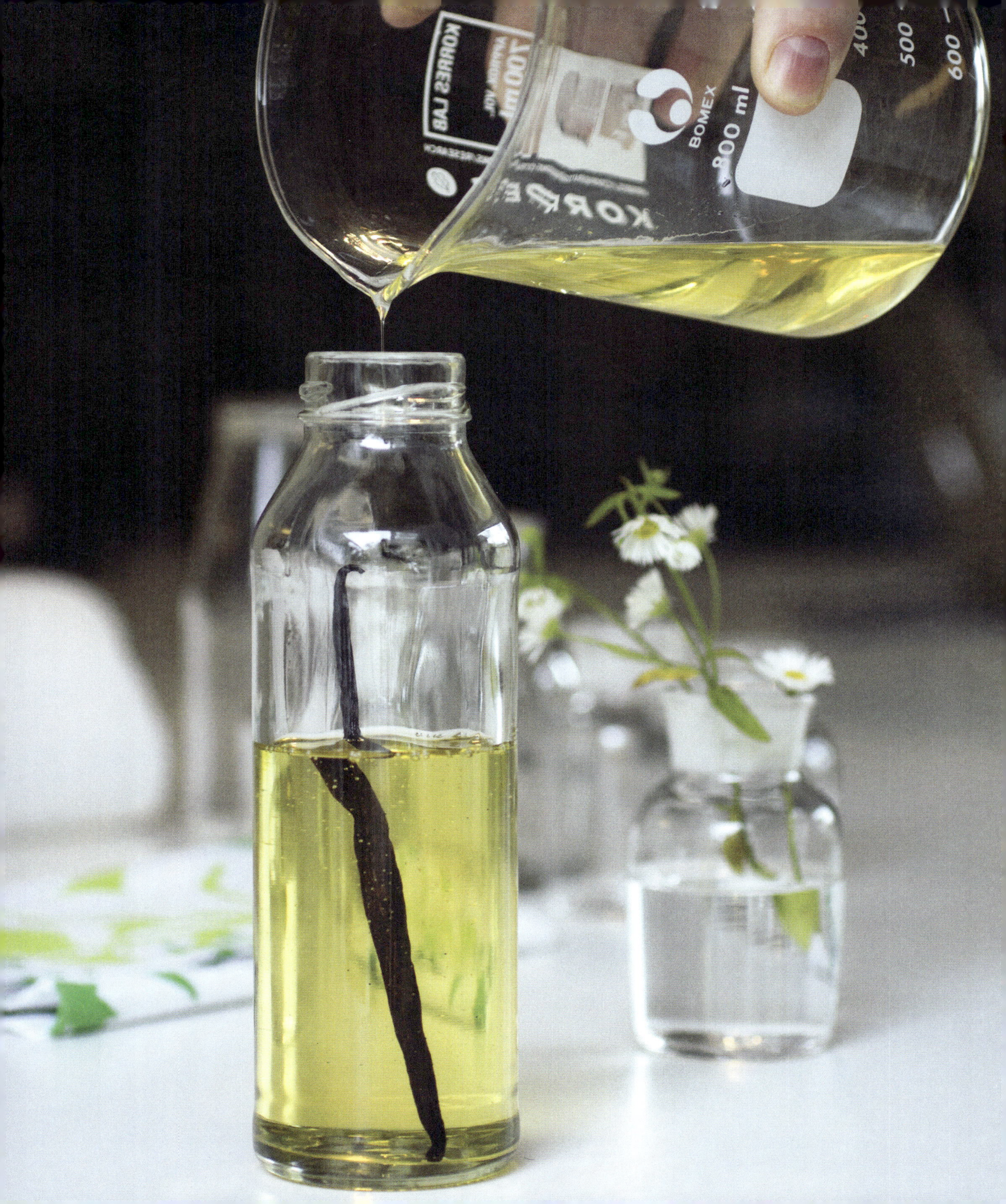
BOMEX
800 ml
400
500
600

# Pick ME up

**Dies ist ein rassiges Mazerat, ein würziges Körperöl für strapazierte Körperteile und müde Geister. Eine perfekte Pflege nach einem langen, anstrengenden Tag, wenn man sich ausgelaugt oder erschöpft fühlt und neue Energie braucht.**

Geeignet für: **ALLE HAUTTYPEN, AUSSER RISSIGE HAUT**

### Zutaten für eine Flasche mit 100 ml

1 Zimtstange

10 Gewürznelken

10 Körner (Szechuan-) Pfeffer

100 ml Mandelöl

1 TL Sesamöl

### Zubereitungszeit

10 Minuten

+ 2 Wochen Ruhezeit

### Haltbarkeit

9 Monate

## Zubereitung:

Stoßen Sie die Gewürze in einem Mörser klein und füllen Sie diese mithilfe eines Trichters in eine Flasche. Geben Sie die Öle nacheinander dazu.

Setzen Sie den Deckel auf den Flaschenhals und schütteln Sie die Flasche kurz kräftig durch. Lassen Sie die Mischung an einem ruhigen, hellen Ort etwa 2 Wochen stehen.

Sieben Sie dann den Inhalt mithilfe eines Papierteefilters ab und füllen Sie das fertige Öl in eine Flasche.

## Anwendung:

Zum Beleben nach dem Duschen oder Baden auf die müden Körperteile in die leicht feuchte Haut einmassieren.

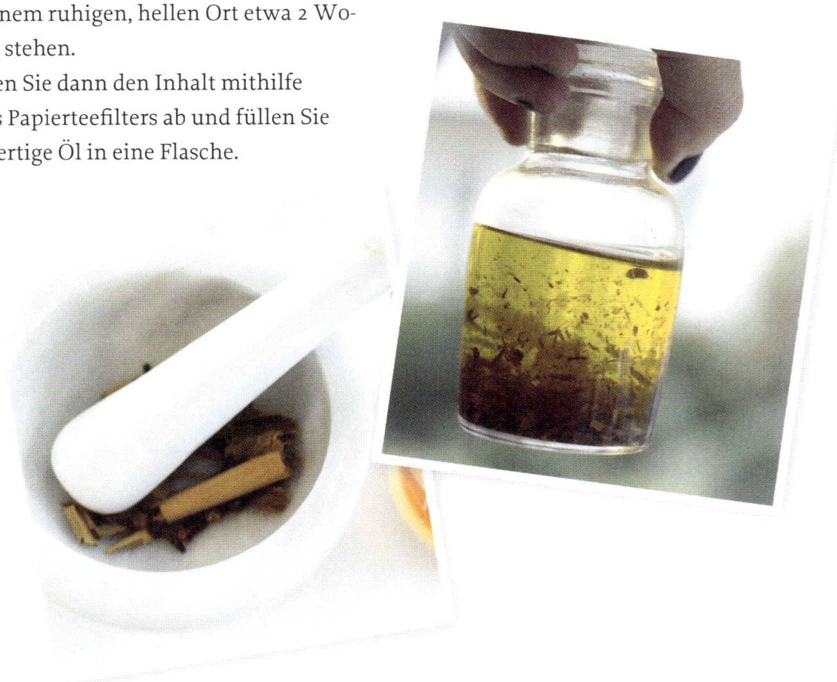

Vegan

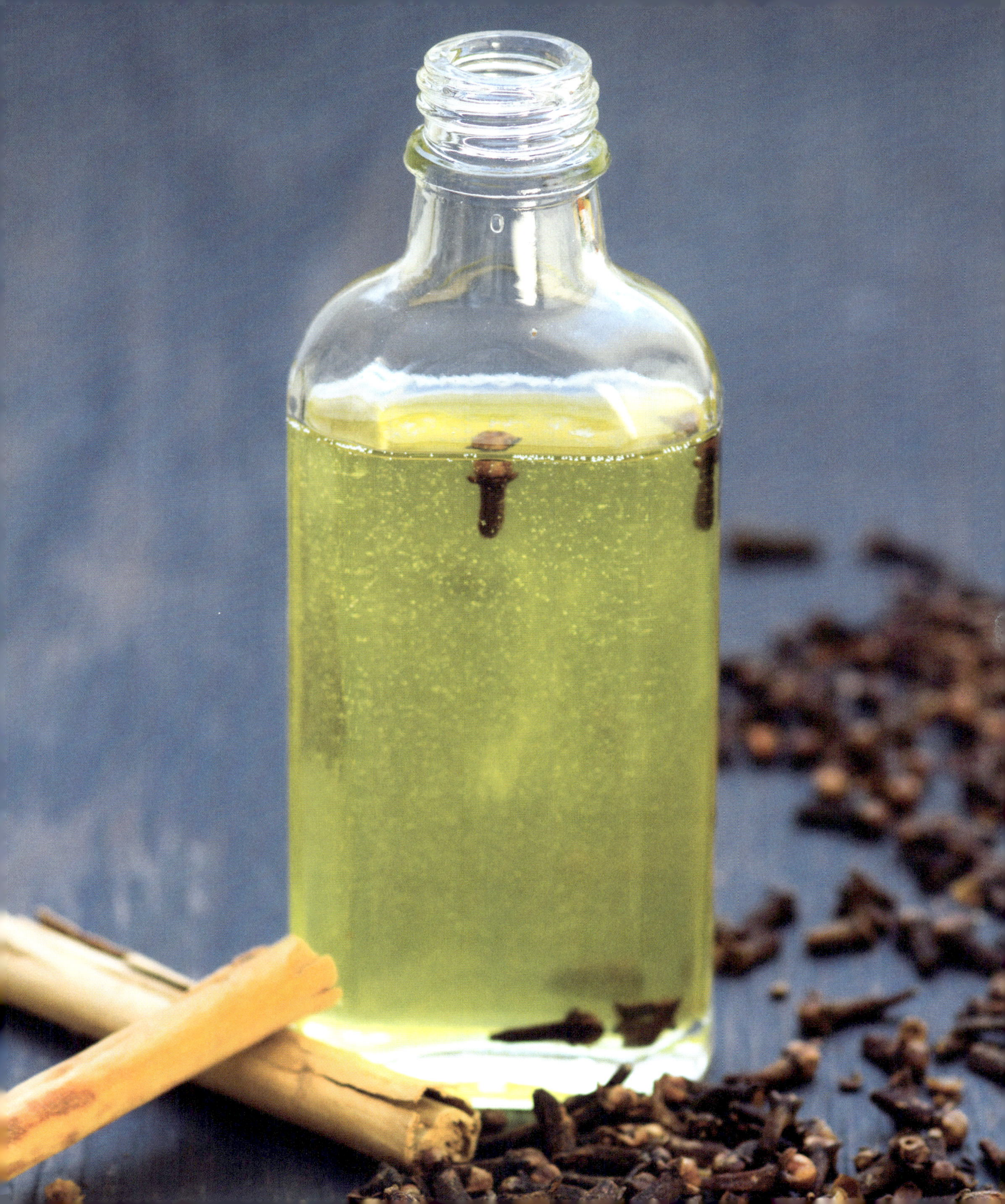

# Skin Comfort

**Gibt es etwas Schöneres für unsere Haut als ein sanftes Blütenöl, hergestellt mit pflegender Calendula, Johanniskraut oder Kamille, die so wunderbar beruhigend wirkt? Sie können dieses Öl pur als Kur verwenden – sozusagen als SOS-Pflege oder als weitere Zutat in Cremes und Co.**

*Geeignet für:* **ALLE HAUTTYPEN, SPEZIELL FÜR EMPFINDLICHE HAUT**

### Zutaten für zwei Flaschen mit je 100 ml

8 g getrocknete Calendulablüten

220 ml Mandelöl

### Zubereitungszeit

20 Minuten

+ 2 Wochen Ruhezeit

### Haltbarkeit

9 Monate

Vegan

## Zubereitung:

Füllen Sie die Calendulablüten in ein sauberes und trockenes Glas. Bedecken Sie die Blüten mit dem Mandelöl. Rühren Sie gut mit einem Löffel um und drücken Sie die Blüten mit dem Löffel nach unten. Sorgen Sie dafür, dass alle Blütenteile gut mit Öl bedeckt sind.
Das Glas stellen Sie mit Deckel 2 Wochen an einen ruhigen Ort. Überprüfen Sie das Öl regelmäßig auf Geruch und Aussehen und schwenken Sie das Glas mehrmals täglich hin und her.
Filtern Sie die Blüten mit einem feinmaschigen Metallsieb ab. Lassen Sie das Öl 1 Tag stehen und sieben Sie eventuelle Blütenreste und Sedimente mithilfe eines Papierteefilters ab. Füllen Sie das Öl in zwei Flaschen ab.

## Anwendung:

Tragen Sie das Öl auf die gereinigte Haut auf, es ist eine Wohltat für gereizte Haut und nach dem Sonnenbaden. Das Öl ist auch für zarte Babyhaut geeignet!

### Varianten

**Skin Sun**

6 g getrocknete Kamillenblüten
4 g getrocknete Calendulablüten

**Soothing Oil**

1 Tasse frisch gesammelte Johanniskrautblüten

**Skin Tight Oil – für die reife Haut**

50 ml Borretschsamenöl
50 ml Macadamianussöl
100 ml ungeröstetes Arganöl
etwa ½ Handvoll frischer Rotklee
5 frische Holunderblüten
etwa ½ Handvoll frische Birkenblätter, klein geschnitten

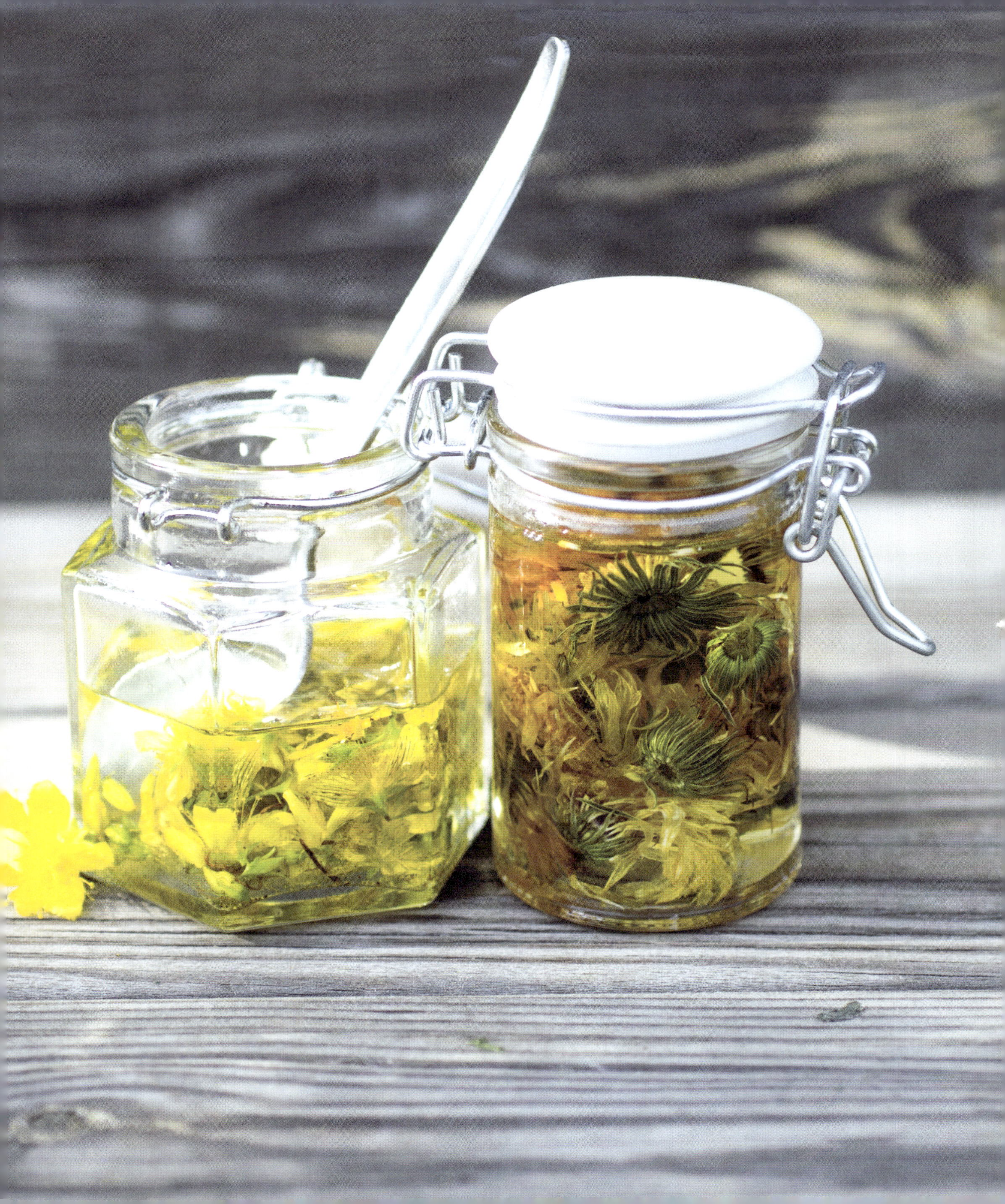

# Winter Forest

**Ein wunderbares Öl, das die trockene Winterhaut zart umhüllt und herrlich nach Wald riechen lässt – ein Balsam auch für die Seele. Es belebt müde Muskeln und ist ideal nach dem Sport! Olivenöl ist ein hervorragendes Auszugsöl, da es Wirkstoffe gut aus Pflanzen ziehen kann. Haselnussöl macht strapazierte Haut geschmeidig.**

*Geeignet für:* **ALLE HAUTTYPEN, SPEZIELL FÜR TROCKENE HAUT**

### Zutaten für eine Flasche mit 200 ml

6 kleine Tannenzweige

100 ml Olivenöl

15 Wacholderbeeren

100 ml ungeröstetes Haselnussöl

### Zubereitungszeit

45 Minuten

+ 12 Stunden Ruhezeit

### Haltbarkeit

1 Jahr

## Zubereitung:

Sammeln Sie kleine Tannenzweige im Wald oder Garten. Geben Sie Olivenöl, Tannenzweige und Wacholderbeeren in eine hitzefeste Schüssel und erwärmen Sie die Mischung im Wasserbad für 30 Minuten. Rühren Sie immer wieder um und überprüfen Sie die Wassermenge im Topf.

Nach 30 Minuten schalten Sie die Herdplatte ab und lassen Zweige und Beeren zugedeckt über Nacht im Öl ziehen. Legen Sie ein Stück Küchenpapier zwischen Schüssel und Deckel, um die Feuchtigkeit zu binden.

Filtern Sie Zweige und Beeren mithilfe eines Papierteefilters ab. Geben Sie nach und nach das Haselnussöl dazu, rühren Sie alles um und füllen Sie das zauberhaft duftende Öl in eine schöne Flasche. Schließen Sie kurz die Augen und genießen Sie das wunderbare Aroma.

## Anwendung:

Als Beimischung in selbst gemachten Cremes, als Badeöl mit etwas Honig verfeinert, als Körperöl ... Es gibt viele wohltuende Anwendungen für dieses Öl.

### Varianten

**Hot Stuff – Muskelöl**

5 kleine Tannenzweige
2 TL Rosmarinnadeln
3 TL Thymian

**Spicy Winter Oil – Weihnachtsstimmung**

5 kleine Tannenzweige
1 Zimtstange
1 EL Kardamomsamen
½ TL Gewürznelken

Vegan

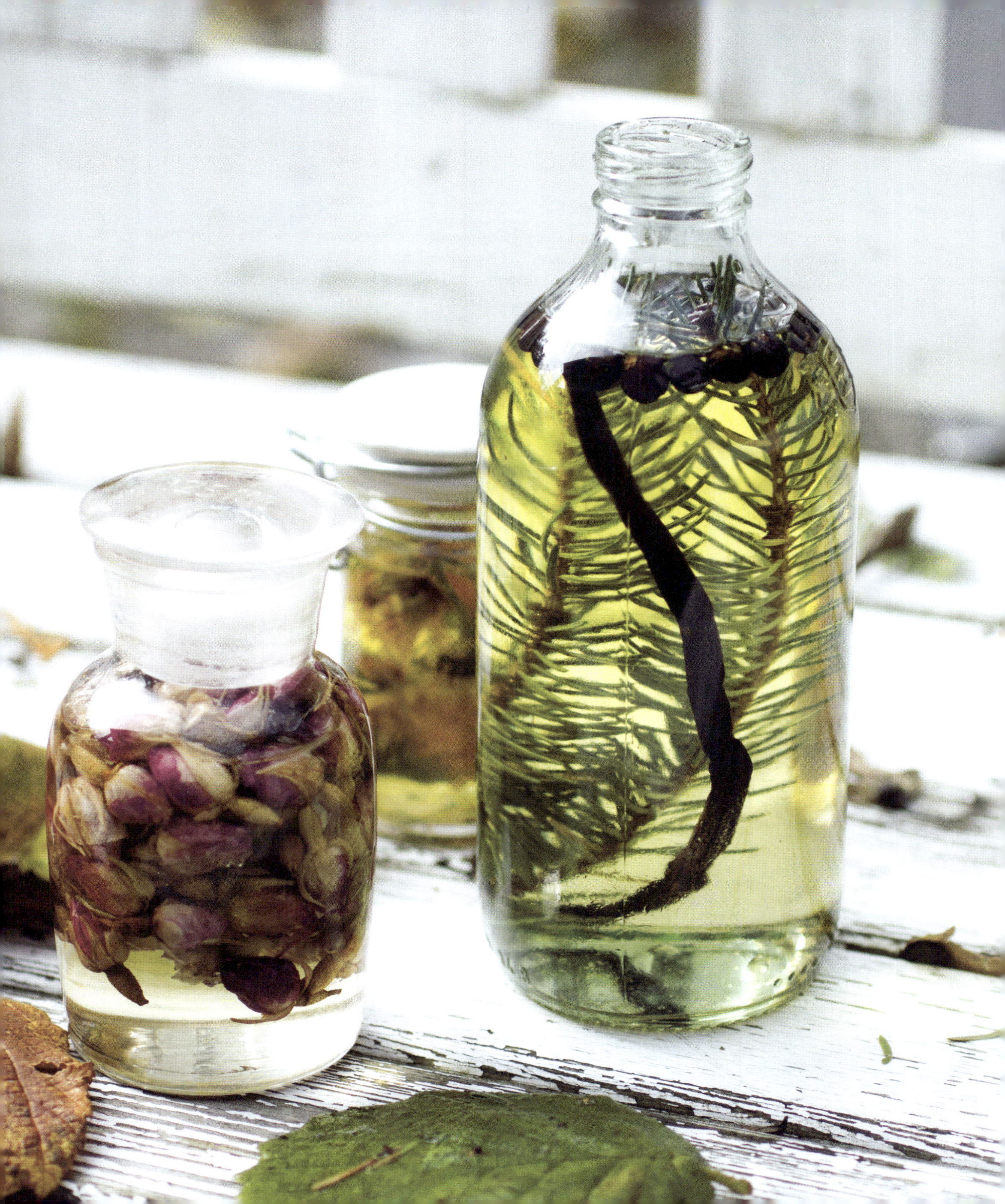

# Sunny Bunny

**Dieses herrliche Karottenöl verleiht der Haut einen frischen, belebten Teint und einen „Glow" – wie von der Sonne geküsst! Dank seines hohen Gehalts an Carotin und Lykopen eignet es sich hervorragend als entspannendes Körperöl nach einem Tag in der Sonne. Durch das Trocknen der Karotten wird das goldgelbe Öl länger haltbar.**

Geeignet für: **ALLE HAUTTYPEN, AUCH ENTZÜNDLICHE ODER SONNENGESCHÄDIGTE HAUT**

### Zutaten für drei Flaschen mit je 100 ml

2 mittelgroße Biokarotten

300 ml Sonnenblumenöl

### Zubereitungszeit

7 Stunden

+ 12 Stunden Ruhezeit

### Haltbarkeit

6–9 Monate

## Zubereitung:

Bürsten und waschen Sie die Karotten gründlich und trocknen Sie sie gut ab. Mit einem Spargelschäler schneiden Sie die Karotten längs in dünne Streifen. Legen Sie die Streifen auf einen mit Backpapier belegten Backofenrost. Den Backofen auf maximal 50 °C stellen, das Blech einschieben und die Möhrenstreifen etwa 3 Stunden trocknen lassen. Die Ofentür dabei einen Spalt geöffnet lassen.
Erwärmen Sie das Öl dann langsam in einem Topf und geben Sie die angetrockneten Karottenstreifen dazu, lassen Sie die Mischung zugedeckt bei schwacher Hitze etwa 3 Stunden köcheln.
Nehmen Sie den Topf vom Herd und lassen Sie das Öl unter Umrühren abkühlen. Sieben Sie die Karotten mit einem feinen Metallsieb ab.
Lassen Sie die Mischung zugedeckt über Nacht stehen und filtrieren Sie das Öl zum Schluss durch einen Papierteefilter. Füllen Sie das Öl in die Flaschen ab.

## Anwendung:

Verwenden Sie das goldgelbe Öl pur als Anti-Aging-Serum, pflegendes Körperöl oder After-Sun-Pflege. Es eignet sich auch hervorragend als Zutat in Cremes und Lotions (siehe Seite 54, 88 und 94).
Achtung: Die Farbe kann auf weiße Kleidung und Bettlaken abfärben!

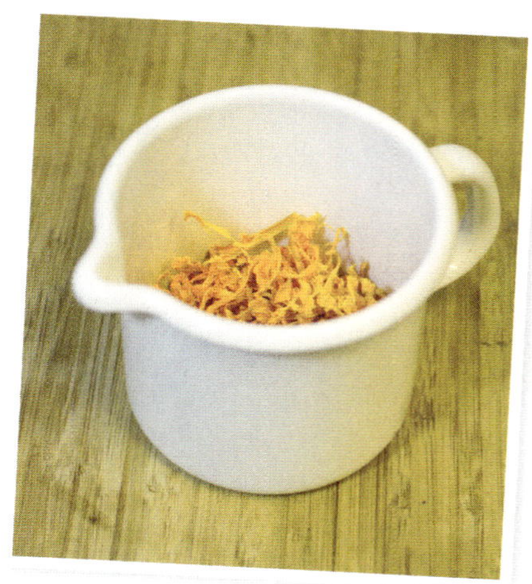

Vegan

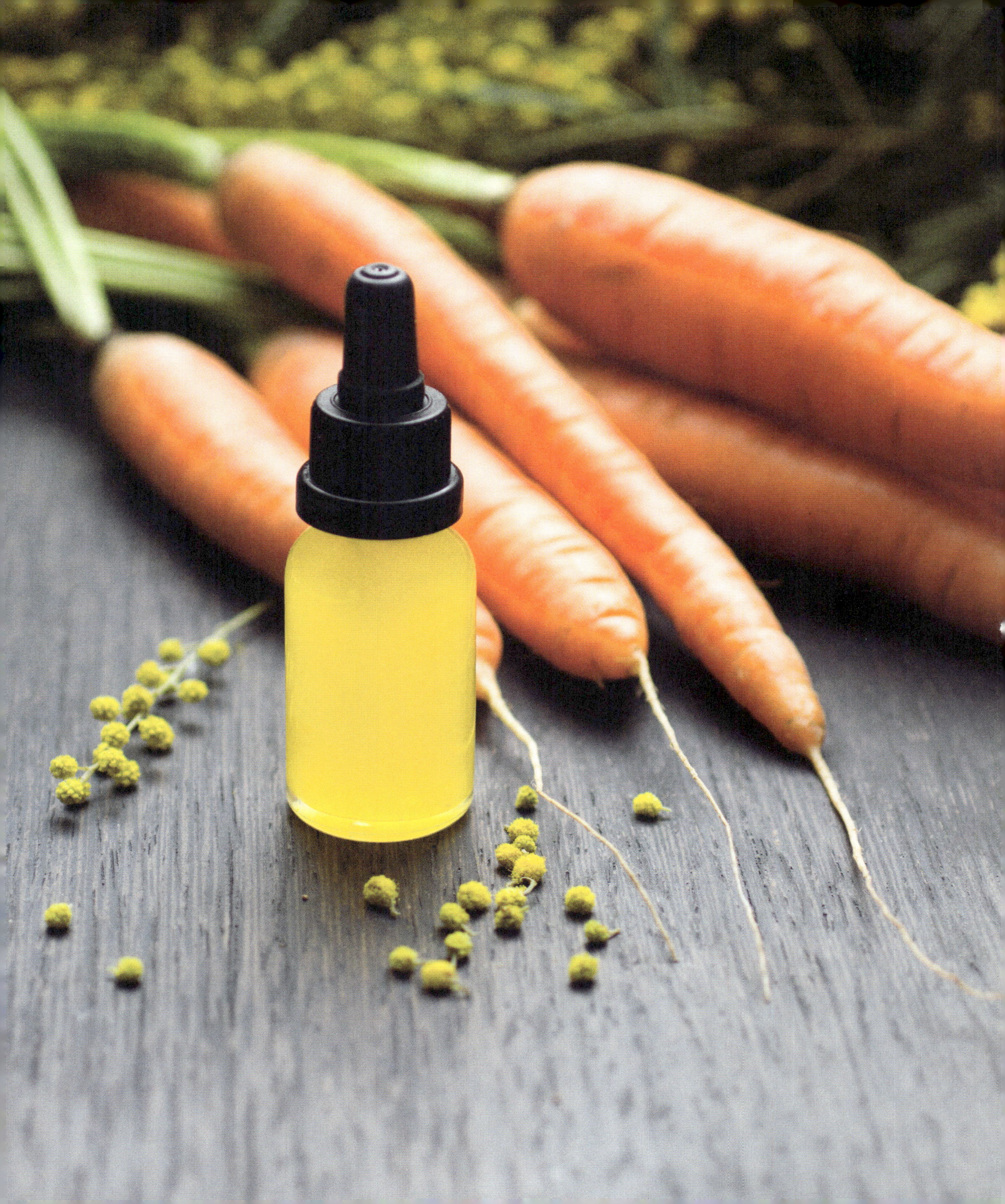

# Sweet Orange Body Lotion

**Eine Lotion ohne Emulgatoren herzustellen ist eine Herausforderung. Wichtig ist hier, dass alle Zutaten die richtige Temperatur haben. Diese Lotion ist sehr pflegend und duftet einfach herrlich – Sie möchten bestimmt nie wieder etwas anderes verwenden.**

*Geeignet für:* **ALLE HAUTTYPEN**

### Zutaten für zwei Airless-Spender mit je 50 ml

50 g Sonnenblumenöl

20 TRP Sanddorn-Fruchtfleischöl (nach Belieben, siehe Tipp)

12 g Aprikosenkernöl

15 g Sheabutter

8 g Bienenwachsperlen

60 g Orangenhydrolat

8 g pflanzliches Glycerin

8 g Karottenöl (siehe S. 52)

7 TRP ätherisches Sandelholzöl

### Zubereitungszeit

1 Stunde

+ 1 Stunde Ruhezeit

### Haltbarkeit

6 Monate

## Zubereitung:

Geben Sie die drei Öle sowie Sheabutter und Bienenwachs in ein hohes, hitzefestes Glas und erwärmen Sie die Mischung im Wasserbad. Ist alles geschmolzen, nehmen Sie das Wasserbad vom Herd, lassen das Glas aber darin stehen (die Mischung soll flüssig bleiben).

Kochen Sie das Orangenhydrolat in einem Topf mit aufgelegtem Deckel 3 Minuten auf und lassen es danach auf 60 °C abkühlen. Geben Sie das Glycerin dazu und rühren Sie beides gut durch. Dann rühren Sie das Karottenöl unter.

Überprüfen Sie die beiden Mischungen, sie sollen homogen sein und etwa 55 °C haben. Erwärmen oder kühlen Sie, bis beide gleich warm sind.

Jetzt nehmen Sie einen Stabmixer mit Sahnescheibe zur Hand und rühren damit in der Ölphase, während Sie das Hydrolat langsam in einem dünnen Strahl dazugeben. Der Mixer sollte weit unten bleiben, damit keine Luft in die Emulsion geschlagen wird.

Wenn das Hydrolat komplett dazugegeben ist, schlagen Sie die Emulsion weitere 4 Minuten. Stellen Sie die Mischung in ein kaltes Wasserbad und schlagen Sie die Emulsion weiter abwechselnd mit Metalllöffel und Stabmixer (der Stabmixer wird schnell warm, darum mit einem Löffel abwechseln).

Wenn die Mischung etwa 25 °C hat, geben Sie das Sandelholzöl dazu und rühren mit einem Löffel oder Glasstab immer weiter, bis die Lotion auf Zimmertemperatur abgekühlt ist. 1 Stunde ruhen lassen und anschließend in die Spender umfüllen.

## Anwendung:

Die herrlich duftende Bodylotion verwöhnt den ganzen Körper.

### Tipp

Das Sanddornöl verleiht eine schöne Farbe, kann aber auf weiße Kleidung abfärben.

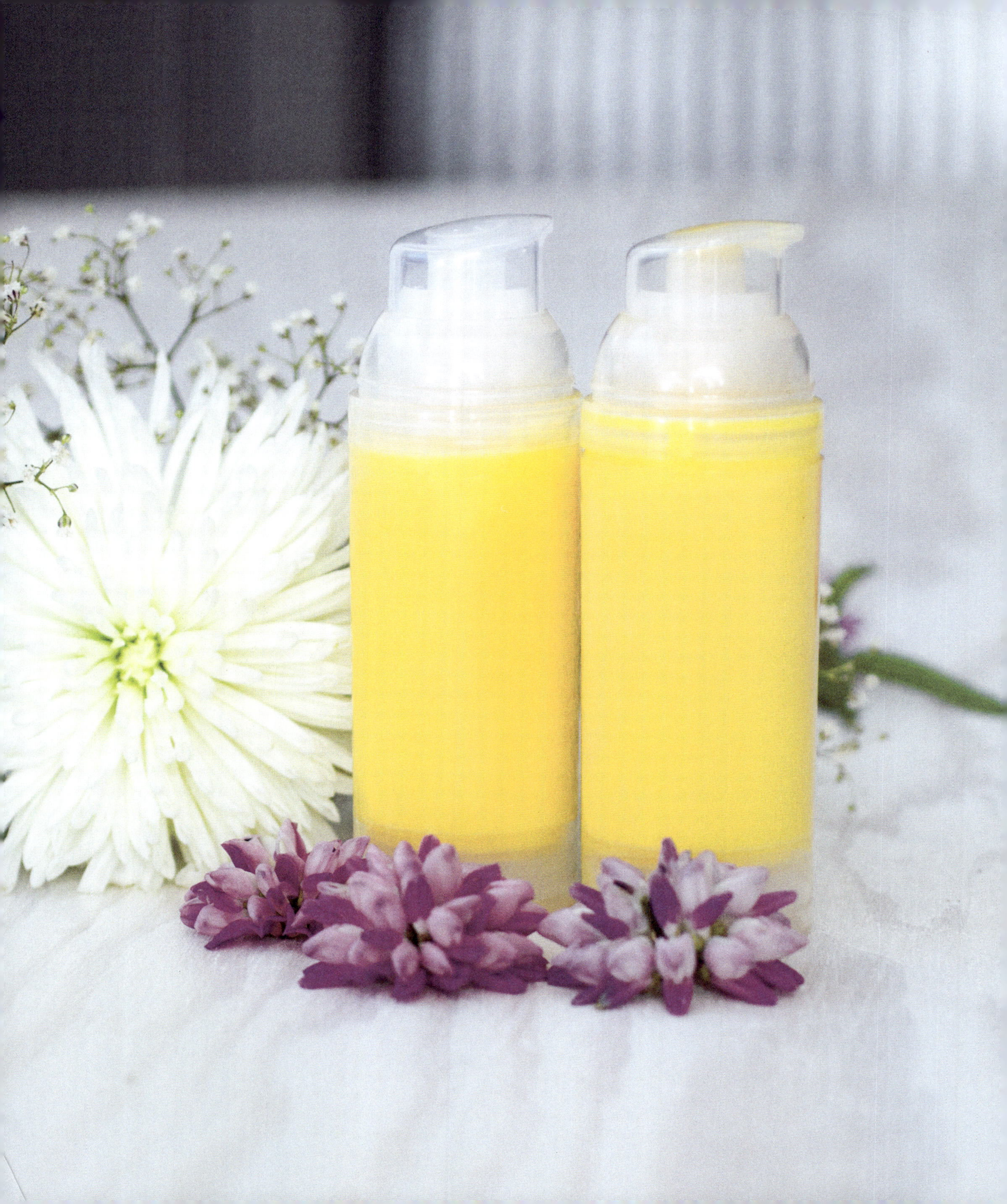

# Whipped Coconut Butter

**Einfacher geht es nicht – Sie schlagen das Kokosöl luftig leicht auf und im Nu haben Sie eine wunderbar pflegende Körperbutter. Die ätherischen Öle duften verführerisch und machen jedes Parfüm überflüssig.**

Geeignet für: **ALLE HAUTTYPEN**

### Zutaten für zwei bis drei Gläser mit je 50 ml

75 g Kokosöl

25 g Mandelöl

5 TRP ätherisches Neroliöl

5 TRP ätherisches Jasminöl

### Zubereitungszeit

20 Minuten

+ 1 Stunde Ruhezeit

### Haltbarkeit

6 Monate

## Zubereitung:

Stellen Sie die zwei Gläser in den Gefrierschrank. Das Kokosöl lassen Sie 15 Minuten im Kühlschrank hart werden. Geben Sie das erhärtete Kokosöl (es darf nicht weich oder flüssig sein) mit dem Mandelöl in eine große Schale. Schlagen Sie das Öl, bis es fluffig weiß ist. Am besten geht das mit einem Stabmixer mit Sahnescheibe. Gehen Sie folgendermaßen vor: 3 Minuten schlagen, 5 Minuten im Kühlschrank abkühlen, wieder 3 Minuten schlagen. Stellen Sie eine Eieruhr für die einzelnen Schritte.

Wiederholen Sie diesen Vorgang, bis die Butter wirklich fluffig und luftig weich wie eine Schäfchenwolke oder Sahne ist; sie darf keine „Fäden" ziehen (siehe großes Foto rechts, linker Löffel).

Zum Schluss fügen Sie die ätherischen Öle tropfenweise hinzu und mischen alles nochmals gründlich mit einem Löffel oder Spatel durch. Anschließend in die vorgekühlten Gläser umfüllen.

## Anwendung:

Als reichhaltig pflegende Körperbutter direkt nach der Dusche auf die noch feuchte Haut auftragen.

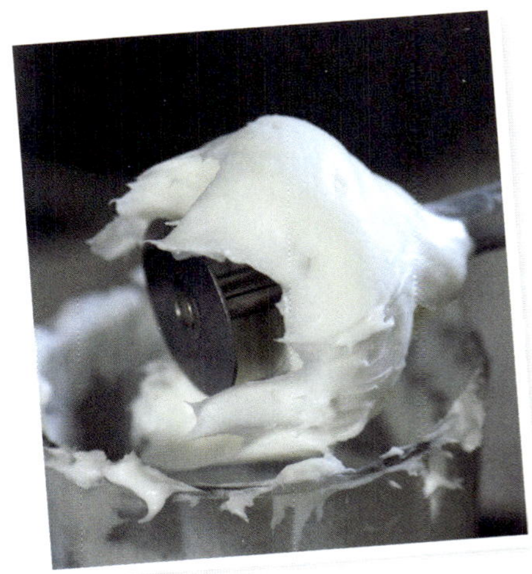

Vegan

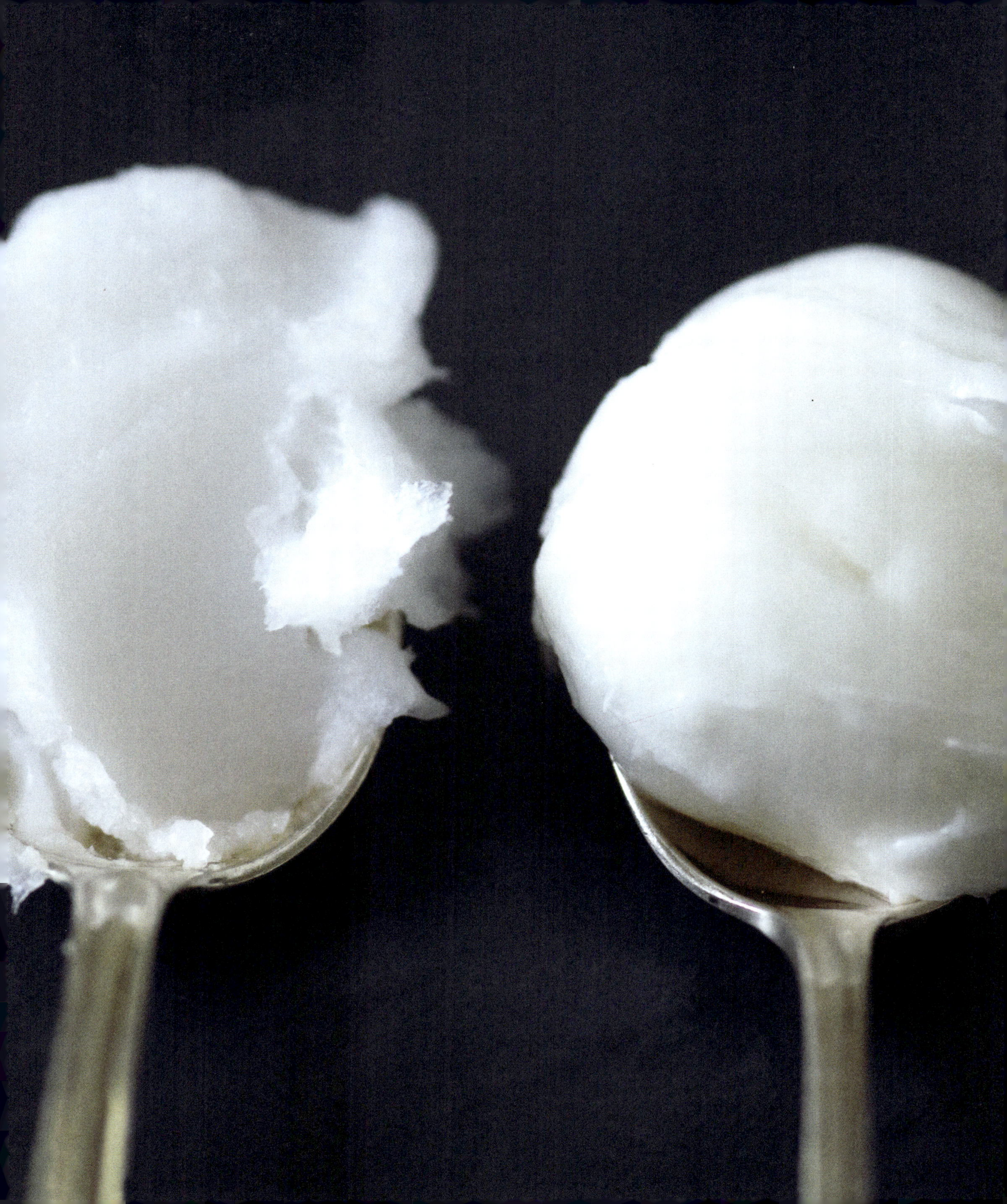

# Warm Winter Cream

**Eine herrlich pflegende Körperbutter mit wärmendem Winteröl, das perfekte Weihnachtsgeschenk – auch leicht variiert für einen lieben Mann geeignet!**

Geeignet für: **TROCKENE HAUT**

### Zutaten für vier Gläser mit je 50 ml

25 g Sheabutter

25 g Kakaobutter

25 g Kokosöl

25 g Mandelöl

10 g Spicy Winter Oil (siehe S. 50)

### Zubereitungszeit

40 Minuten

+ 1 Stunde Ruhezeit

### Haltbarkeit

9 Monate

### Tipps

Für einen rassigen Duft nehmen Sie 35 g Spicy Winter Oil und lassen das Mandelöl weg.

Sie können das Spicy Winter Oil durch 20 Tropfen ätherische Öle Ihrer Wahl ersetzen.

Vegan

## Zubereitung:

Zerkleinern Sie Shea- und Kakaobutter sowie das Kokosöl (falls es fest ist) mit einem Messer und geben Sie die Stücke in eine hitzefeste Schüssel.

Schmelzen Sie alles im Wasserbad und rühren Sie öfter gut um. Wenn die Fette geschmolzen sind, nehmen Sie die Schüssel vom Wasserbad und stellen sie etwa 5 Minuten auf die Arbeitsfläche. Decken Sie die Schüssel dabei mit Küchenpapier ab.

Geben Sie das Mandelöl und das Spicy Winter Oil zur abgekühlten Mischung, rühren Sie nochmals alles gut um und stellen die Mischung zugedeckt 15 Minuten in den Kühlschrank.

Rühren Sie die kalte Masse mit dem Stabmixer mit Sahnescheibe cremig. Zuerst 2 Minuten auf der niedrigsten Stufe, dann auf der höchsten Stufe, bis alles fluffig ist. Die Creme ist fertig, wenn sich das Volumen fast verdoppelt hat und die Masse wunderbar cremig ist.

Sollte die Masse sich nicht schlagen lassen, noch einmal 15 Minuten kühl stellen und wieder schlagen. Füllen Sie die Creme in vier kleine Gläser und geben Sie die Deckel sofort darauf.

## Anwendung:

Die fein duftende Butter nach dem Duschen oder Baden in die abgetrocknete Haut einmassieren.

### Variante

**Cream for my Man**

Ersetzen Sie das Spicy Winter Oil durch 1 Zweig abgebrausten und trockengetupften Rosmarin und 10 Wacholderbeeren. Geben Sie die Rosmarinnadeln, die Wacholderbeeren, die zerkleinerte Shea- und Kakaobutter sowie das Kokosöl in eine hitzefeste Schüssel.

Schmelzen Sie alles unter Rühren im Wasserbad. Wenn die Fette geschmolzen sind, nehmen Sie die Schüssel vom Wasserbad und gießen die Mischung durch ein Sieb in eine Schüssel. Legen Sie ein Stück Küchenpapier auf die Schüssel und lassen die Mischung 5 Minuten abkühlen.

Geben Sie das Mandelöl hinzu. Nochmals alles gut verrühren und mit Küchenpapier bedeckt 30 Minuten im Kühlschrank erkalten lassen.

Die kalte Masse – wie im Rezept links beschrieben – cremig rühren.

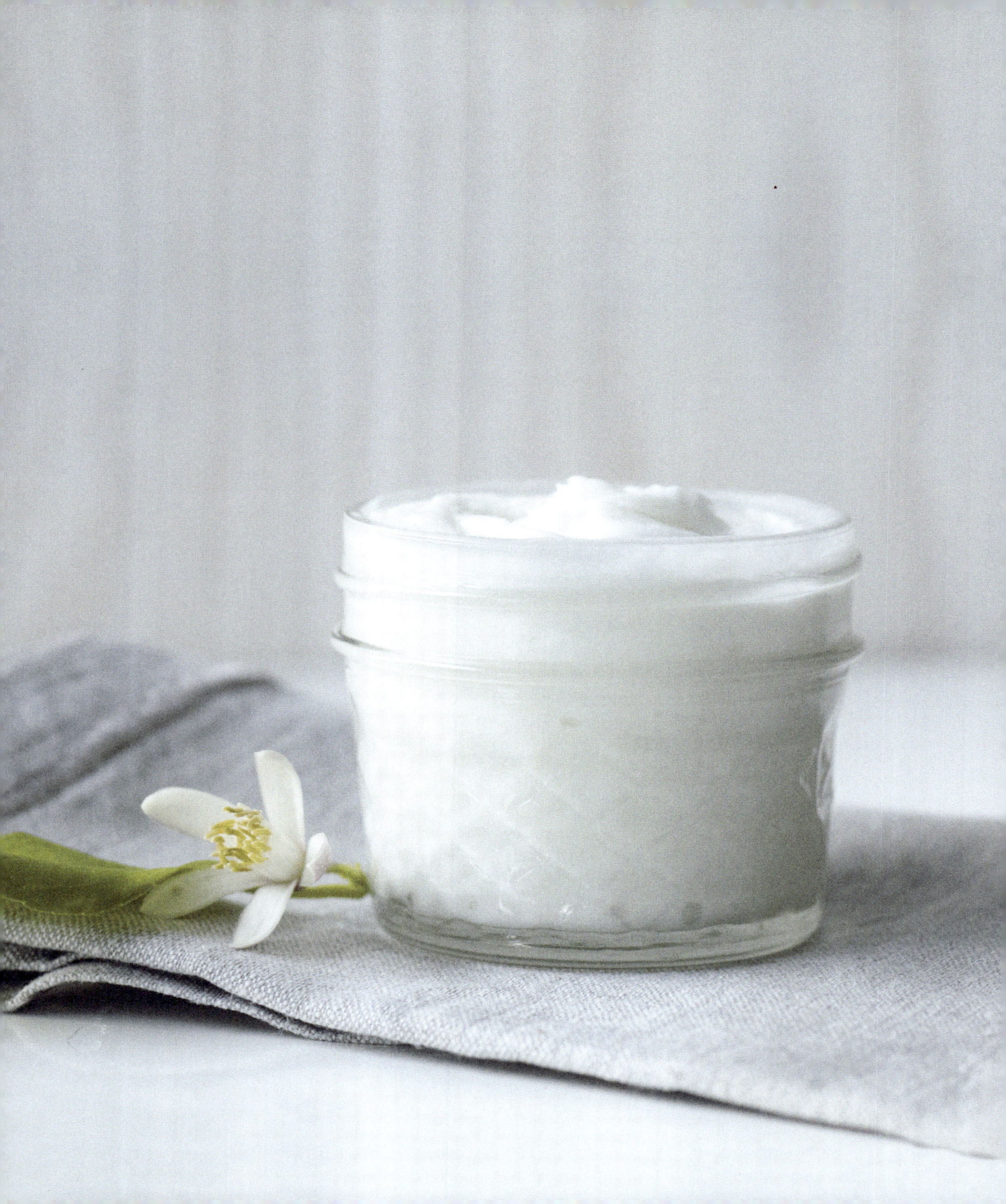

# Lemon Peeling

**Die aromatische Frische von Zitronen verleiht diesem Scrub einen spritzig-klaren Duft und eine fröhlich gelbe Farbe. Damit fühlen Sie sich gleich gedanklich in einen schönen italienischen Sommertag versetzt. Die verwendeten Öle ziehen schnell ein, die Haut wird samtig weich und wunderbar rosig.**

*Geeignet für:* **ALLE HAUTTYPEN, ABGESEHEN VON SEHR TROCKENER UND BEANSPRUCHTER HAUT**

## Zutaten für ein Glas mit 250 ml

2 große unbehandelte Zitronen

200 g feinkörniges Totes-Meer-Salz

100 ml Mandelöl

50 ml Traubenkernöl

## Zubereitungszeit

10 Minuten

## Haltbarkeit

6 Monate

## Zubereitung:

Waschen Sie die Zitronen heiß und trocknen Sie sie mit Küchenpapier gründlich ab. Geben Sie das Meersalz in eine große Schüssel.
Reiben Sie nun die Zitronenschale mit einer Küchenreibe direkt in die Schüssel und vermischen Sie Meersalz und Zitronenschale gut mit einem Löffel.
Geben Sie die beiden Öle dazu und rühren Sie alles schön glatt. Füllen Sie den fertigen Scrub in ein Glas um.

## Anwendung:

Nach dem Duschen geben Sie eine walnussgroße Menge Peeling in beide Handflächen und massieren es mit sanft kreisenden Bewegungen in die noch feuchte Haut ein.
Wiederholen Sie den Vorgang mit weiteren Portionen. Ellenbogen, Knie und Füße nicht vergessen! Brausen Sie die restlichen Salzkörner nur mit lauwarmem Wasser ab. Tupfen Sie sich sanft mit einem Handtuch trocken.
Die Haut ist jetzt rosig, belebt und weich. Einmal pro Woche genießen.

## Tipp

Bewahren Sie das Peeling gut verschlossen auf und achten Sie bei der Verwendung darauf, dass kein Wasser ins Glas gelangt.

Vegan

## Varianten

**Grapefruit**
Ersetzen Sie die Zitronenschale durch die Schale von 1 großen unbehandelten Grapefruit und fügen Sie noch 3 Tropfen ätherisches Grapefruitöl und 2 Tropfen Rosmarinöl hinzu.

**Cinnamon & Orange**
Ersetzen Sie die Zitronenschale durch die Schale von 1 großen unbehandelten Orange und fügen Sie noch 3 Tropfen ätherisches Zimtöl hinzu.

**Cool Lime**
Ersetzen Sie die Zitronenschale durch die Schale von 3 unbehandelten Limetten und fügen Sie noch 6 Tropfen ätherisches Pfefferminzöl hinzu.

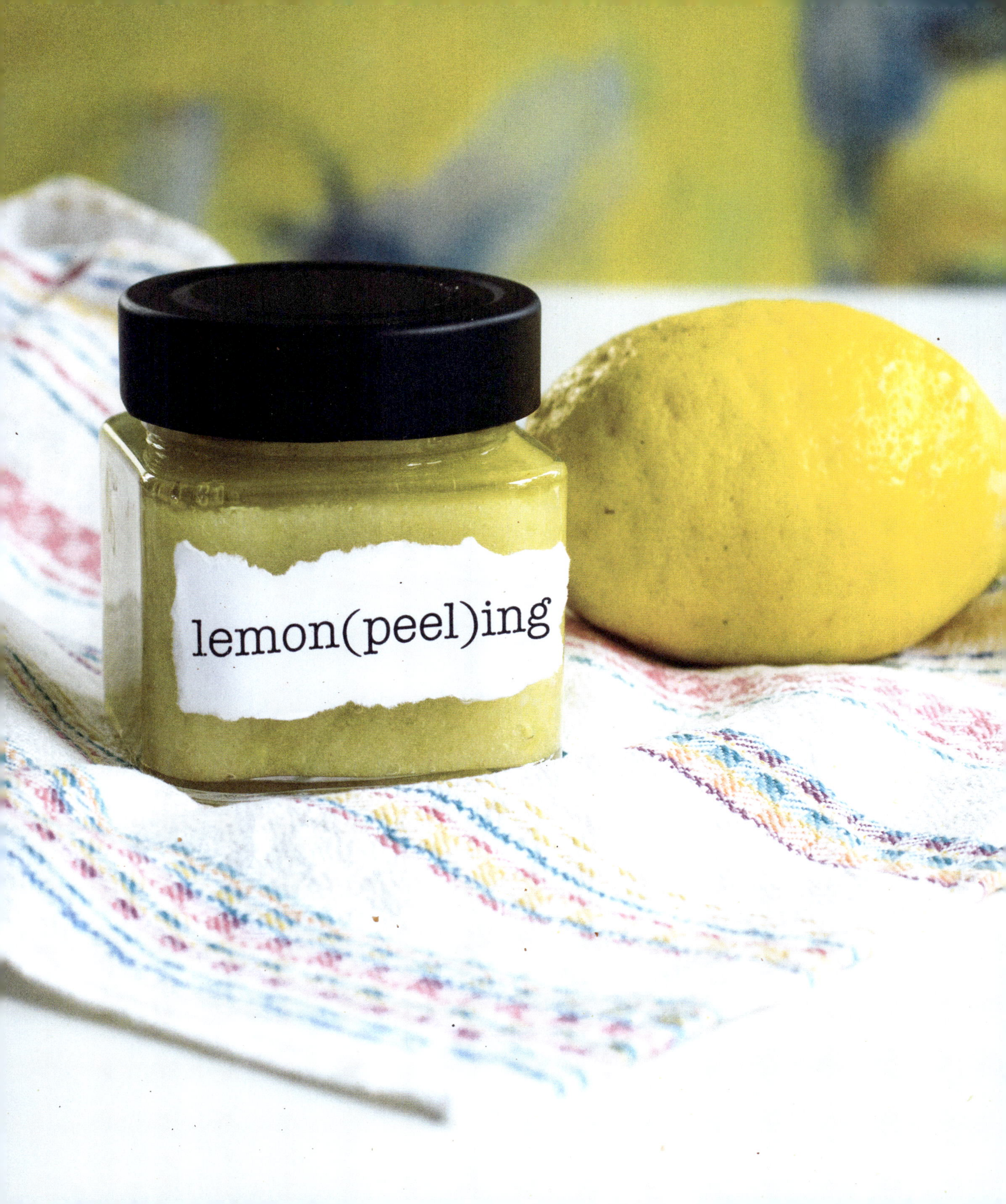
lemon(peel)ing

# Coconut Lime Scrub

**Sommerfeeling pur für die Haut mit diesem wunderbar frischen, aktivierenden und pflegenden Peeling. Der herrliche Kokosduft mit einem Hauch von Limette wird Sie direkt an einen weißen Sandstrand in der Karibik versetzen, einfach die Augen schließen!**

Geeignet für: **ALLE HAUTTYPEN**

### Zutaten für ein Glas mit 250 ml

80 g Kokosöl

135 g Puderzucker

15 g fein gemahlene Kokosraspel

10 TRP ätherisches Limettenöl

26 g Mandelöl

2 TL fein geriebene unbehandelte Limettenschale

Streifen von Limettenschale zum Dekorieren (nach Belieben)

### Zubereitungszeit

30 Minuten

### Haltbarkeit

6 Monate

## Zubereitung:

Schmelzen Sie das Kokosöl in einer Schüssel im Wasserbad. Wenn es geschmolzen ist, nehmen Sie die Schüssel aus dem Wasserbad und lassen das Öl 5 Minuten abkühlen.
Dann geben Sie den Puderzucker dazu und mischen beides gut durch.
Geben Sie die fein gemahlenen Kokosraspel zu der öligen Zuckerpaste und mischen Sie diese sehr gut unter.
Zum Schluss fügen Sie Mandelöl, Limettenöl und die Limettenschale hinzu.
Füllen Sie die Paste in ein großes Glas um. Wenn Sie möchten, dekorieren Sie den Scrub mit einigen feinen Limettenschalenstreifen. Fertig ist das kleine karibische Home-Spa-Produkt.

## Anwendung:

Nach dem Duschen oder Baden geben Sie eine walnussgroße Menge Peeling in die Handflächen und massieren es mit sanft kreisenden Bewegungen in die feuchte Haut ein.
Den restlichen Zucker brausen Sie kurz mit lauwarmem Wasser ab, dabei keine Seife und kein Duschgel verwenden, sonst wird das pflegende Öl ebenfalls weggewaschen!
Einmal pro Woche anwenden.

Vegan

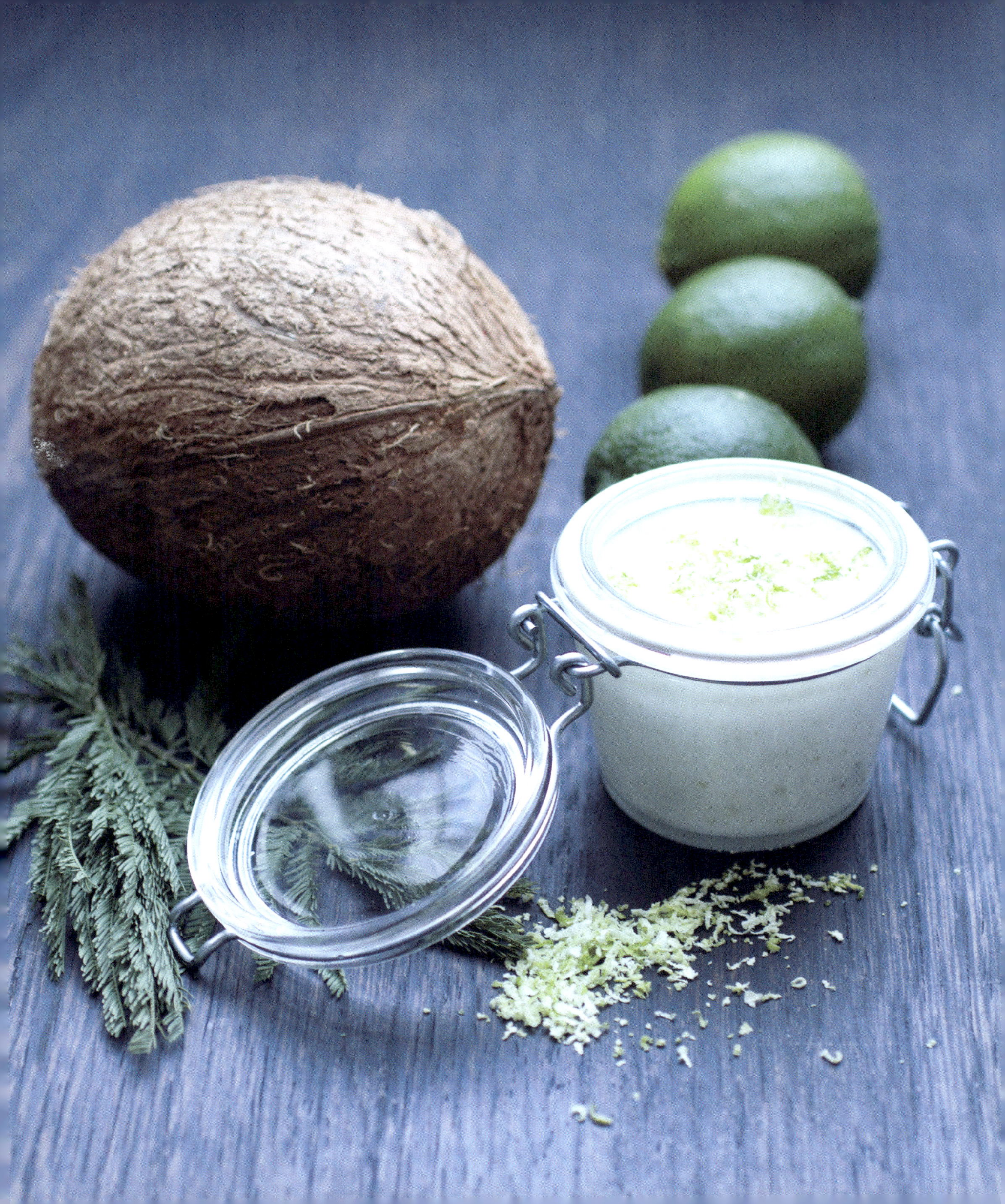

# Lean Bean Coffee Scrub

Ein Scrub mit Kaffee gegen unschöne Dellen? Tatsächlich gibt es kaum eine Anti-Cellulitis-Creme ohne Koffein. Das Geheimnis: Koffein fördert die Durchblutung, entwässert und regt den Stoffwechsel an, es hemmt die Enzyme, die für die Fetteinlagerung zuständig sind. Weiteres Plus: Durch das kräftige Massieren wird das Bindegewebe gut durchblutet.

Geeignet für: **ALLE HAUTTYPEN**

### Zutaten für ein Glas mit 250 ml

1 unbehandelte Orange

40 g fein gemahlenes Biokaffeepulver

100 g feiner brauner Zucker

200 ml Mandelöl

### Zubereitungszeit

10 Minuten

### Haltbarkeit

6 Monate

## Zubereitung:

Waschen Sie die Orange gründlich mit heißem Wasser ab und reiben Sie sie mit Küchenpapier trocken.
Mischen Sie Kaffeepulver und Zucker in einer großen Schüssel. Reiben Sie die Orangenschale dazu und fügen Sie das Öl hinzu.
Rühren Sie alles mit einem Löffel gut um und füllen Sie es in ein Glas.

## Anwendung:

Reinigen Sie die Haut und duschen Sie sich danach mit reichlich warmem Wasser ab – jetzt sind die Poren offen und aufnahmefähig.
Eine walnussgroße Menge Scrub kräftig auf Armen, Beinen, Bauch und am Po einmassieren, 2–3 Minuten einwirken lassen und abspülen.
Zum krönenden Abschluss sollten Sie kurz kalt duschen, das belebt und aktiviert den Stoffwechsel.

## Varianten

**Lean Winter Bean**
Ergänzen Sie die Orangenschale mit 10 g Kakaopulver und 5 g Kardamom.

**Don't Stretch it**
Ersetzen Sie das Mandelöl durch 100 ml ungeröstetes Arganöl und 100 ml Hagebuttenkernöl. Ergänzen Sie die Mischung mit folgenden ätherischen Ölen: 4 Tropfen ätherisches Frankiscenseöl und je 3 Tropfen ätherisches Lavendelöl und Sandelholzöl.

**Strong Bean**
Ergänzen Sie die Mischung mit folgenden ätherischen Ölen:
5 Tropfen Zypresse, je 10 Tropfen Orange und Grapefruit – das sind ätherische Öle, die oft bei Cellulitis verwendet werden.

**Cool Calm Bean**
Ersetzen Sie die Orangenschale durch 1 EL fein gemahlene Lavendelblüten (im Mixer oder in der Kaffeemühle zerkleinert) und 10 Tropfen ätherisches Minzöl.

Vegan

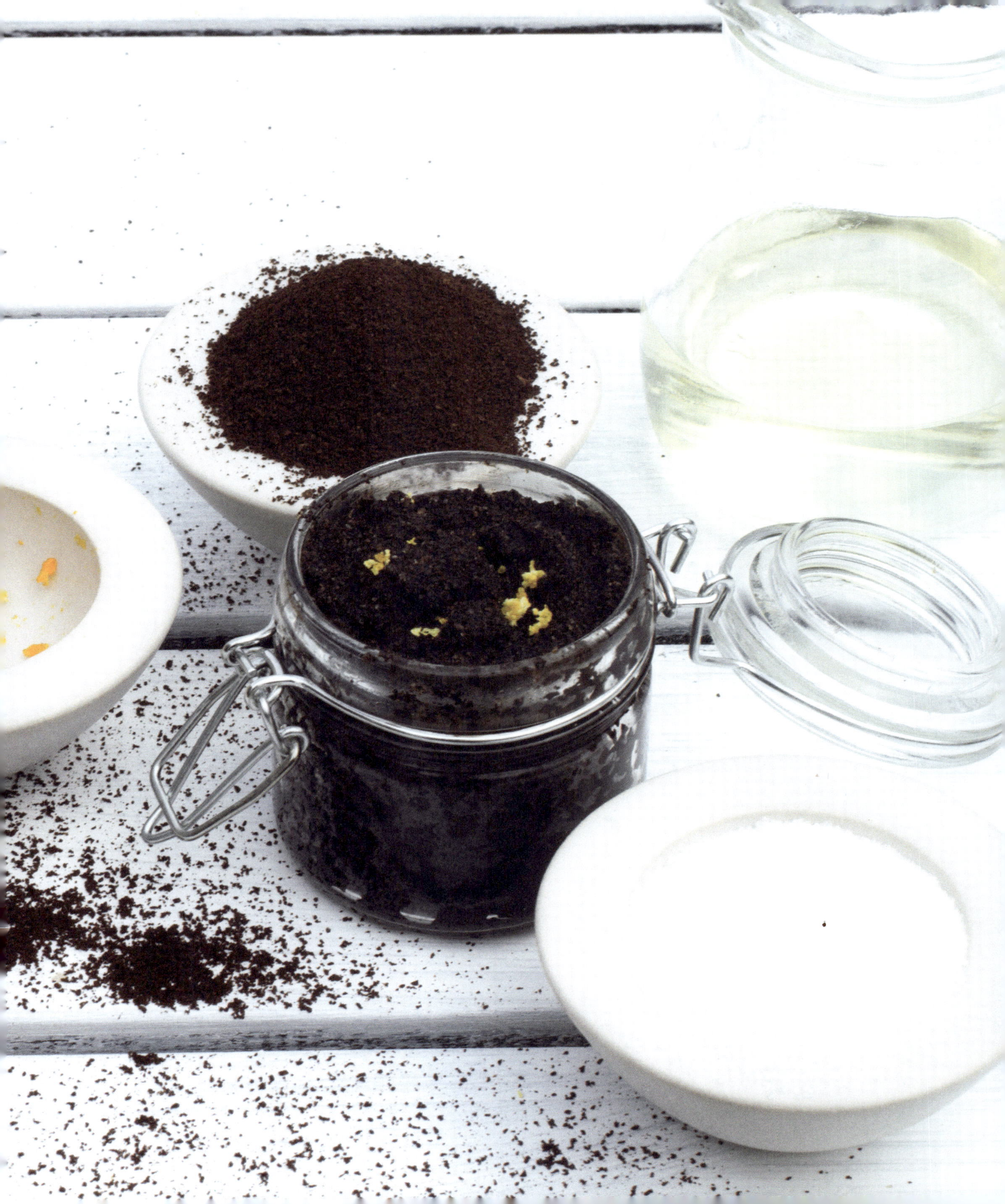

# Almond Molasse Scrub

**Ob Gesicht, Hände oder Körper – dieses sanfte Peeling tut einfach überall gut. Eine wunderbar warme, sinnliche Behandlung vor allem in der kalten Jahreszeit. Kaufen Sie keine gemahlenen Mandeln, sondern verwenden Sie ganze Mandeln mit Haut, die Sie in der Küchenmaschine oder Kaffeemühle nach Wunsch grob oder fein zerkleinern.**

*Geeignet für:* **TROCKENE UND EMPFINDLICHE HAUT**

### Zutaten für ein Glas mit 100 ml

50 g Mandeln

2 g Zimtpulver

50 g Muscovado-Zucker

30 g Mandelöl

15 g Honig

### Zubereitungszeit

15 Minuten

### Haltbarkeit

3 Monate

## Zubereitung:

Zerkleinern Sie die Mandeln in einem Mixer so fein oder grob, wie Sie es am liebsten mögen.
Vermischen Sie die gemahlenen Mandeln mit dem Zimt und dem Zucker in einer Schüssel. Geben Sie das Mandelöl und den Honig dazu und verrühren Sie die Masse glatt und geschmeidig. Füllen Sie den Scrub in ein Glas.

## Anwendung:

Als Körperscrub in der Dusche oder auch als Extrapflege für strapazierte Hände und Nägel (siehe Seite 130).

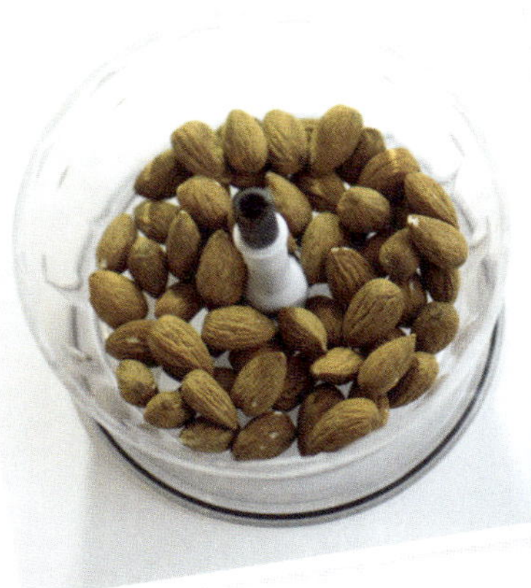

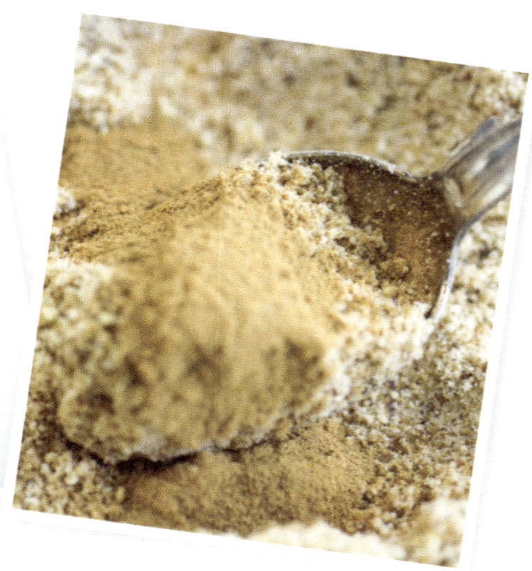

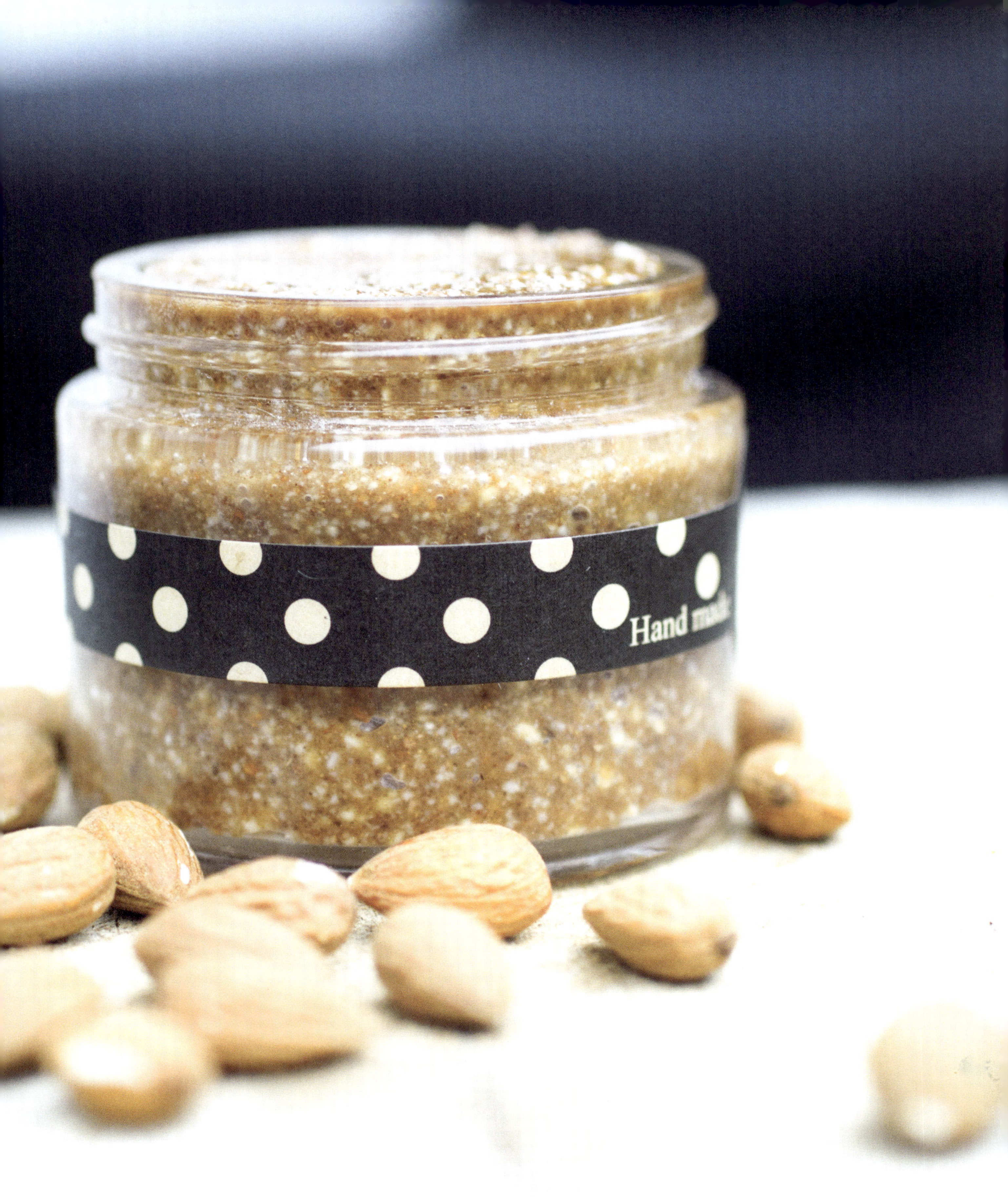
Hand made

# So PRETTY in Pink

**Dieses Peeling ist wie gemacht für Königinnen. Das perfekte Geschenk für die beste Freundin! Die Rosen duften so verführerisch, so vielschichtig und zugleich raffiniert – da kann kein künstliches Aroma mithalten. Ich empfehle Rosen aus dem eigenen Garten oder Wildrosen. Rosen aus dem Blumenladen sind leider oft gespritzt und duften kaum.**

Geeignet für: **ALLE HAUTTYPEN**

### Zutaten für ein Glas mit 200 ml

10 g Sheabutter

70 g Puderzucker

100 g brauner Zucker

Blütenblättern von 2 duftenden rosa Rosen oder 5–10 Wildrosen

40 g Mandelöl

### Zubereitungszeit

30 Minuten

### Haltbarkeit

1 Jahr

## Zubereitung:

Schmelzen Sie die Sheabutter in einer Schüssel im Wasserbad – nicht wärmer als 40 °C.

Schalten Sie die Herdplatte ab. Geben Sie den Puderzucker, den Zucker, die Rosenblätter und das Mandelöl in ein hohes Glas oder einen Rührbecher und pürieren Sie die Mischung mit dem Stabmixer, bis eine geschmeidige Masse entstanden ist.

Geben Sie die geschmolzene Sheabutter tropfenweise zu der Mischung und rühren Sie alles gut durch.

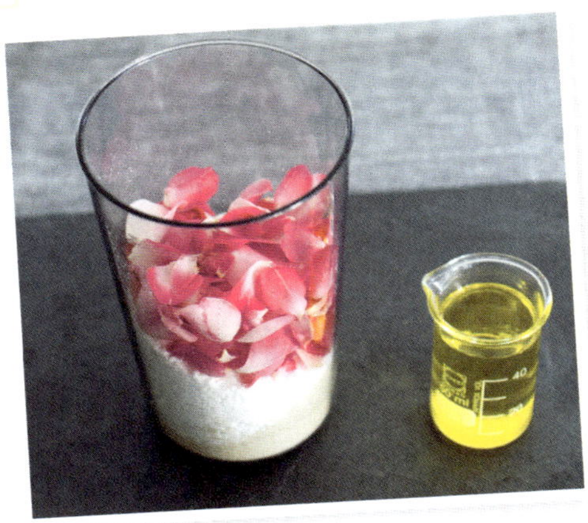

## Anwendung:

Nach dem Duschen oder Baden geben Sie eine walnussgroße Menge Peeling in die Handflächen und massieren es mit sanft kreisenden Bewegungen in die feuchte Haut.

Restlichen Zucker kurz lauwarm abbrausen, dabei keine Seife und kein Duschgel verwenden, sonst wird das pflegende Öl weggewaschen.

### Varianten

**Snow White**

Nehmen Sie weiße Rosen und ergänzen Sie das Rezept mit je 5 Tropfen ätherischem Sandelholz- und Jasminöl.

**Orange Dew**

Nehmen Sie orange Rosen und ergänzen Sie das Rezept mit 8 Tropfen ätherischem Mandarinenöl.

**Lilac Dew**

Nehmen Sie lila Rosen und ergänzen Sie das Rezept mit 8 Tropfen ätherischem Lavendelöl.

Vegan

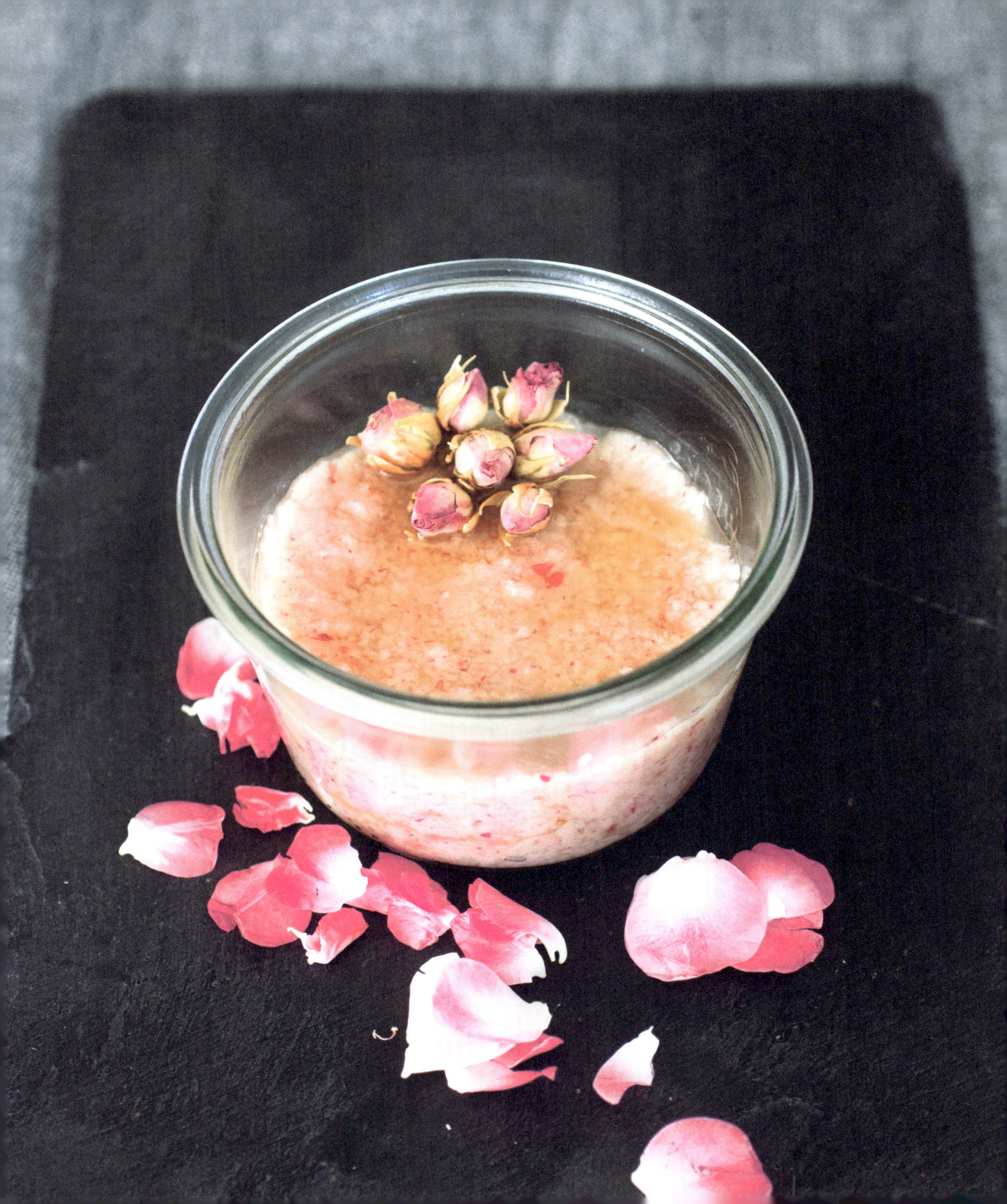

# Blue Moon

**Badepralinen sind wunderbare Geschenke. Hübsch verpackt in einem Glas oder in Cellophantüten, sehen sie so besonders fein aus ... fast zum Anbeißen. Diese Variante besteht aus pflegender Sheabutter und enthält kein Wasser – sie beginnt erst zu sprudeln, wenn sie ins Wasser kommt, und nicht schon bei der Herstellung!**

Geeignet für: **ALLE HAUTTYPEN**

### Zutaten für vier große oder acht kleine Pralinen

270 g Backsoda (Natron; Natriumbicarbonat)

240 g Zitronensäure

20 g Molkepulver

110 g Sheabutter

36 g getrocknete Lavendelblüten

### Zubereitungszeit

20 Minuten

+ 8 Stunden Ruhezeit

### Haltbarkeit

9 Monate

## Zubereitung:

Backsoda, Zitronensäure und Molkepulver in einer Schüssel gut vermischen und sieben. Tragen Sie Handschuhe, da sowohl Backsoda als auch Zitronensäure die Haut reizen können.

Schmelzen Sie die Sheabutter im Wasserbad mit den Lavendelblüten, die Butter soll dabei nicht wärmer als 40 °C werden, sonst wird die Qualität beeinflusst. Geben Sie die geschmolzene Butter mit den Blüten löffelweise zu den trockenen Zutaten und arbeiten Sie diese gut mit dem Löffel ein.

Füllen Sie die Masse in Back-, Muffin- oder Pralinenförmchen und stellen Sie sie zum Festwerden über Nacht in den Kühlschrank.

Als Deko können Sie einen kleinen Lavendelzweig darauflegen oder lose Blüten daraufstreuen. Oder Sie streuen etwa 1 TL Lavendelblüten in jede Form, bevor Sie die Masse einfüllen.

## Anwendung:

Eine Badepraline ins heiße Badewasser geben und sich daran erfreuen, wie sie sich fröhlich sprudelnd auflöst.

### Varianten

**Polar Night**

Ersetzen Sie 80 g Sheabutter durch die gleiche Menge Kakaobutter und die Lavendelblüten durch 3 EL getrocknete Kornblumenblüten. Geben Sie außerdem 4 Tropfen ätherisches Pfefferminzöl in die geschmolzene Butter, bevor Sie sie mit den trockenen Zutaten mischen.

**Rose Night**

Ersetzen Sie die Lavendelblüten durch getrocknete Rosenblätter.

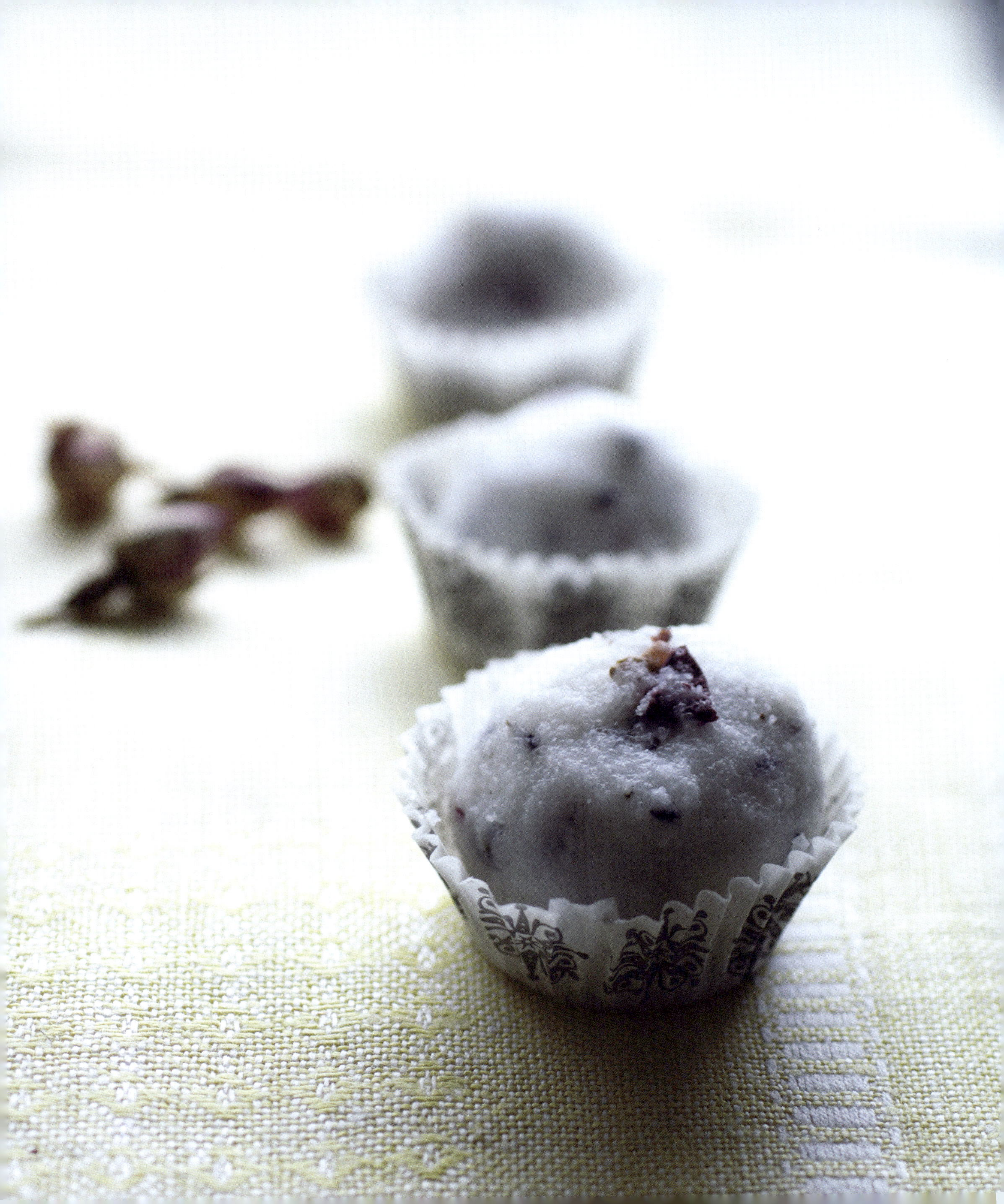

# Salt Bath

**Einfach runterkommen nach einem anstrengenden Tag ... in die Badewanne legen und allen Stress von sich abperlen lassen mit einem kräftigen und zugleich wunderbar entspannenden Salzbad – gibt es etwas Erholsameres?**

*Geeignet für:* **ALLE HAUTTYPEN**

### Zutaten für zwei Gläser mit je 250 ml

500 g Totes-Meer-Salz

10 TRP ätherisches Ylang-Ylang-Öl

5 TRP ätherisches Orangenöl

5 TRP ätherisches Rosenöl

5 TRP ätherisches Lavendelöl

### Zubereitungszeit

10 Minuten

+ 2 Wochen Ruhezeit

### Haltbarkeit

1 Jahr

## Zubereitung:

Geben Sie das Salz in eine große Schüssel. Dann fügen Sie die ätherischen Öle hinzu und mischen sie mit dem Salz. Füllen Sie die Mischung in zwei Weck- oder Marmeladengläser.
Mit aufgelegtem Deckel 2 Wochen stehen lassen, bevor Sie es verschenken oder selbst benutzen.

## Anwendung:

Geben Sie ein bis zwei Handvoll Badesalz in körperwarmes Badewasser und genießen das Bad 15–20 Minuten.

## Varianten

**Lets's get Loud – Badesalz für neue Energie**

Ersetzen Sie die vier Öle durch je 10 Tropfen ätherisches Rosmarinöl und Grapefruitöl

**Lets Fall in Love – Badesalz für die Liebe**

6 TRP ätherisches Patschuliöl

4 TRP ätherisches Bergamottenöl

2 TRP ätherisches Rosenöl

2 TRP ätherisches Sandelholzöl

Vegan

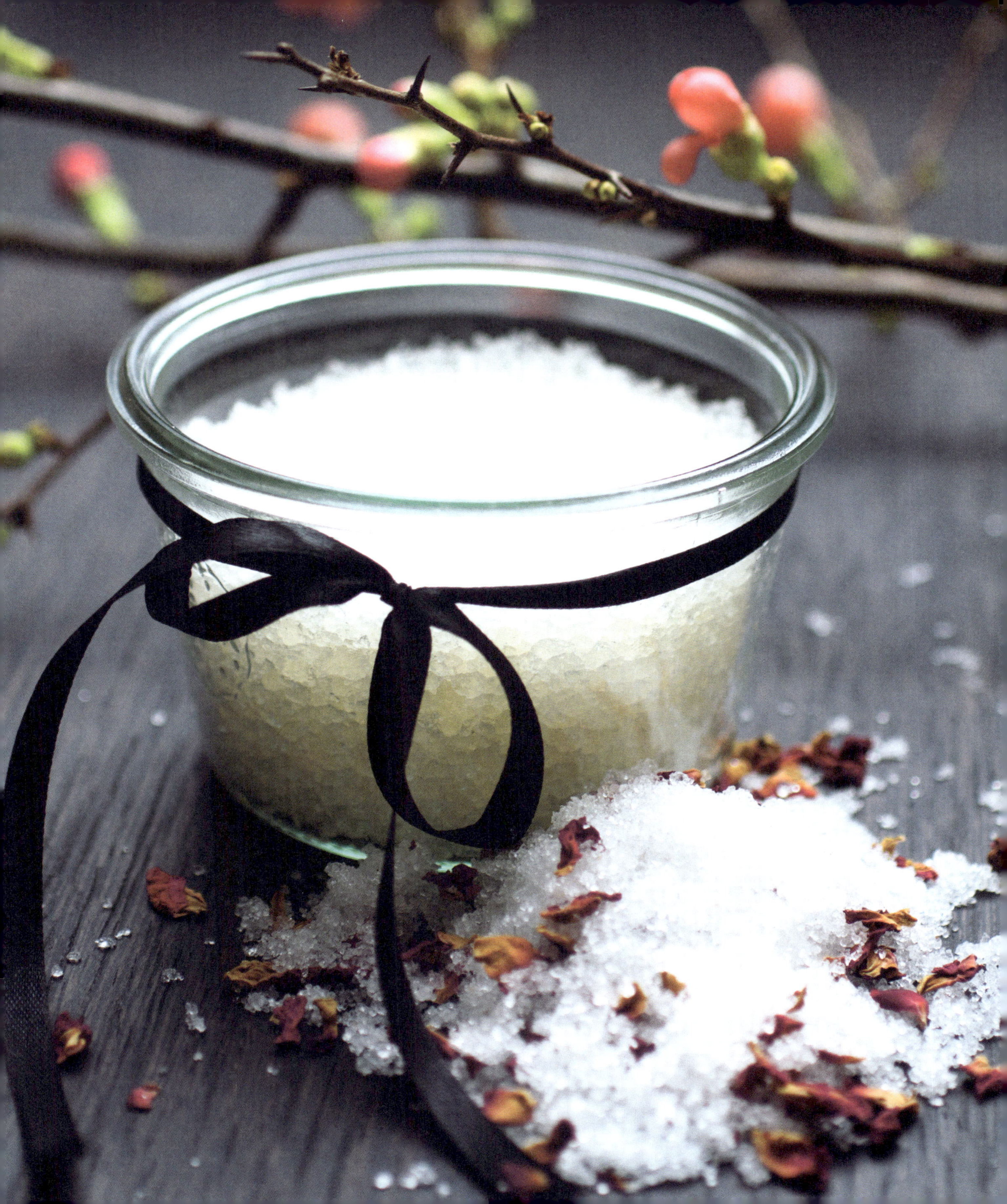

# Keep Calm AND TAKE a Bath

**Baden mit Blütentee ist ein großes Vergnügen und sehr verführerisch. Nachteilig ist, dass die Blüten den Abfluss verstopfen, am Körper hängen bleiben und bei manchen Menschen (vor allem bei Männern) für Unmut sorgen. Tipp: Packen Sie die Blüten in einen Teebeutel oder Tütchen aus Musselin! Diese Blütenmischung beruhigt und entspannt.**

Geeignet für: **ALLE HAUTTYPEN**

### Zutaten für fünf große Papierteefilter

3 EL Kakaobutter, fein gerieben

12 g Lavendelblüten

4 g Hopfen

4 g Melissenblätter

10 g Rosenblütenblätter

8–10 g Kamillenblüten

25 Wacholderbeeren

3 TRP ätherisches Lavendelöl

1 TRP ätherisches Sandelholzöl

1 TRP ätherisches Wacholderbeerenöl

### Zubereitungszeit

10 Minuten

### Haltbarkeit

1 Jahr

Vegan

## Zubereitung:

Legen Sie ein Stück Kakaobutter etwa 10 Minuten in den Gefrierschrank, bis es hart genug ist, um es fein reiben zu können. Wiegen Sie die Blüten ab und mischen Sie sie mit den Wacholderbeeren in einer großen Glasschale. Geben Sie die ätherischen Öle dazu.
Reiben Sie die gefrorene Kakaobutter fein und geben Sie 3 EL davon zu der Blütenmischung. Mischen Sie alles sorgfältig durch.
Füllen Sie die Mischung in fünf große Papierteefilter und verschließen Sie diese mit der Nähmaschine oder per Hand.

## Anwendung:

Am besten ist es, den Beutel in eine Schüssel zu geben und mit kochendem Wasser zu übergießen. 5–10 Minuten ziehen lassen und dann den entspannenden Teesud in das heiße Badewasser geben. Sie können den Beutel auch direkt in das heiße Badewasser legen.

### Varianten

**Soothing Skin Tea – auch für empfindliche und gereizte Haut**
10 g Arnikablüten
10 g Calendulablüten
5 g Kamillenblüten
150 g Totes-Meer-Salz

**Rose Bud Tea**
15 g getrocknete Rosenblätter
300 g Epsomsalz
5 TRP ätherisches Rosenöl
2 TRP ätherisches Jasminöl
3 EL Kakaobutter, gerieben

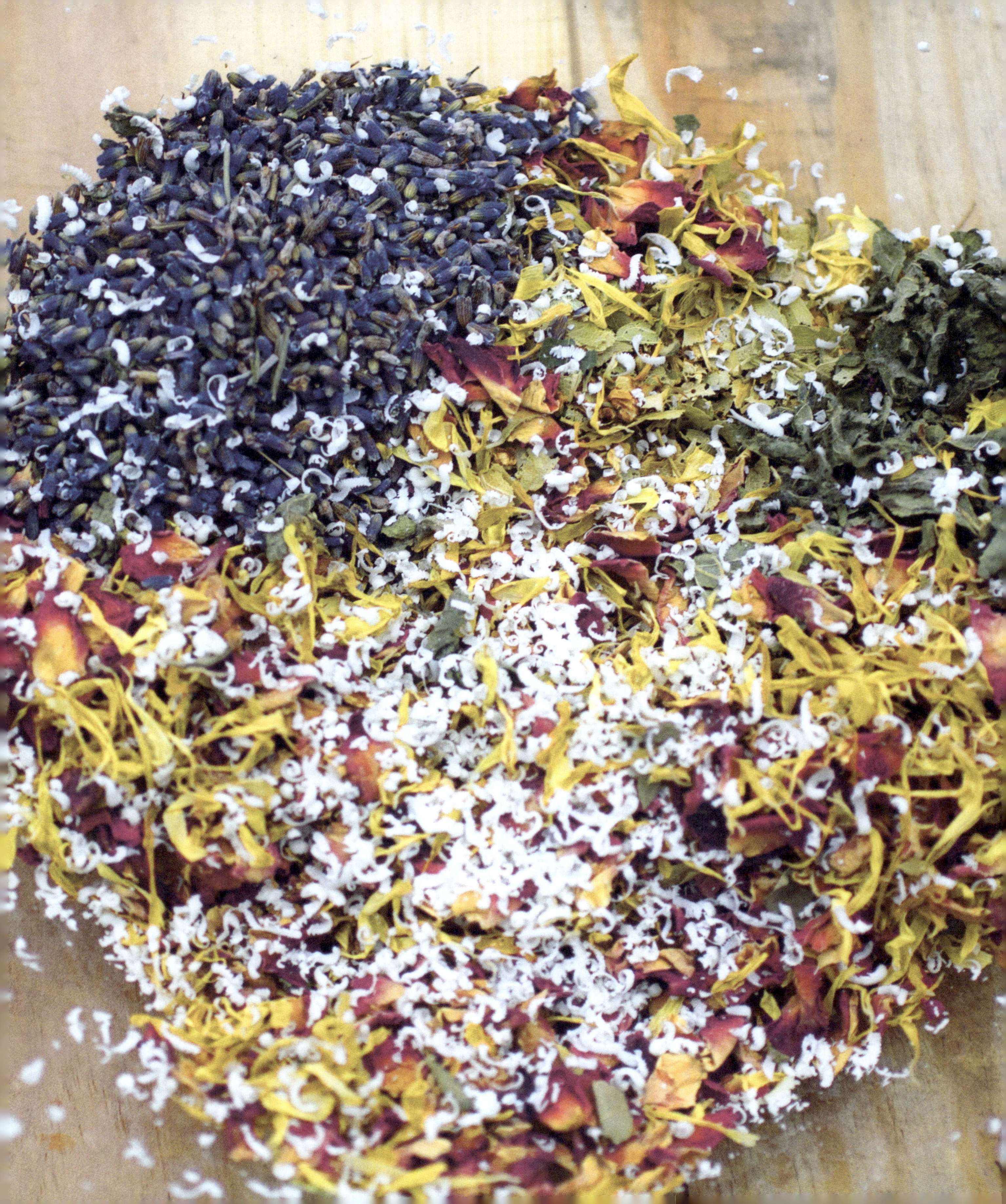

# White Chocolate Bliss

**Die hübschen kleinen Badepralinen aus kostbaren Zutaten schmelzen im heißen Badewasser und umhüllen und verwöhnen den Körper mit zart pflegenden Ölen. Sie sorgen für eine zarte, weiche Haut. Schön dekoriert mit getrockneten Blüten, sind sie das perfekte Geschenk – für liebe Menschen oder einen selbst.**

*Geeignet für:* **ALLE HAUTTYPEN, INSBESONDERE TROCKENE HAUT**

### Zutaten für sechs kleine Pralinenförmchen

3 EL Kakaobutter, fein gerieben

25 g Kokosöl

4 TRP ätherisches Rosenöl

2 TRP ätherisches Orangenöl

Blütenblätter zum Dekorieren (nach Belieben)

Rosenknospen zum Dekorieren (nach Belieben)

### Zubereitungszeit

20 Minuten

+ 24 Stunden Ruhezeit

### Haltbarkeit

6 Monate

Vegan

## Zubereitung:

Legen Sie ein Stück Kakaobutter 10 Minuten ins Gefrierfach, bis es hart genug ist, um es fein reiben zu können. Reiben Sie die gefrorene Kakaobutter fein und geben Sie 3 EL davon in einen Topf oder Becher mit einem schmalen Ausguss.
Geben Sie das Kokosöl hinzu und schmelzen Sie beides über dem Wasserbad. Nicht über 35 °C erhitzen, sonst gerinnt die Kakaobutter.
Lassen Sie die Mischung 5 Minuten abkühlen und geben Sie danach die ätherischen Öle dazu. Rühren Sie alles einmal gut durch.
Gießen Sie die Mischung in kleine Backförmchen aus Silikon. Wenn Sie möchten, können Sie zuerst Blütenblätter in die Förmchen streuen, bevor Sie die Masse eingießen.
Stellen Sie die Badepralinen mit Alufolie abgedeckt 24 Stunden an einen ruhigen Ort (nicht in den Kühlschrank!). Lösen Sie sie dann sanft aus den Förmchen.

## Anwendung:

Geben Sie eine kleine Praline in das heiße Badewasser und genießen Sie, wie das ätherische Öl den Raum mit seinem Duft erfüllt, wenn die Praline schmilzt.
Achtung: Passen Sie beim Aussteigen aus der Wanne gut auf, es kann etwas rutschig sein wegen der Öle.

### Varianten

**Blue Moon Melt**

Ersetzen Sie Rosenblätter und ätherische Öle durch:

1 ½ g getrocknete Lavendelblüten
3 TRP ätherisches Lavendelöl
2 TRP ätherisches Vanilleöl

**X-Mas Melt**

Ersetzen Sie die Rosenblätter und ätherische Öle durch:

2 g getrocknete Hibiskusblüten
3 TRP ätherisches Zedernöl
2 TRP ätherisches Orangenöl
1 TRP ätherisches Zimtöl

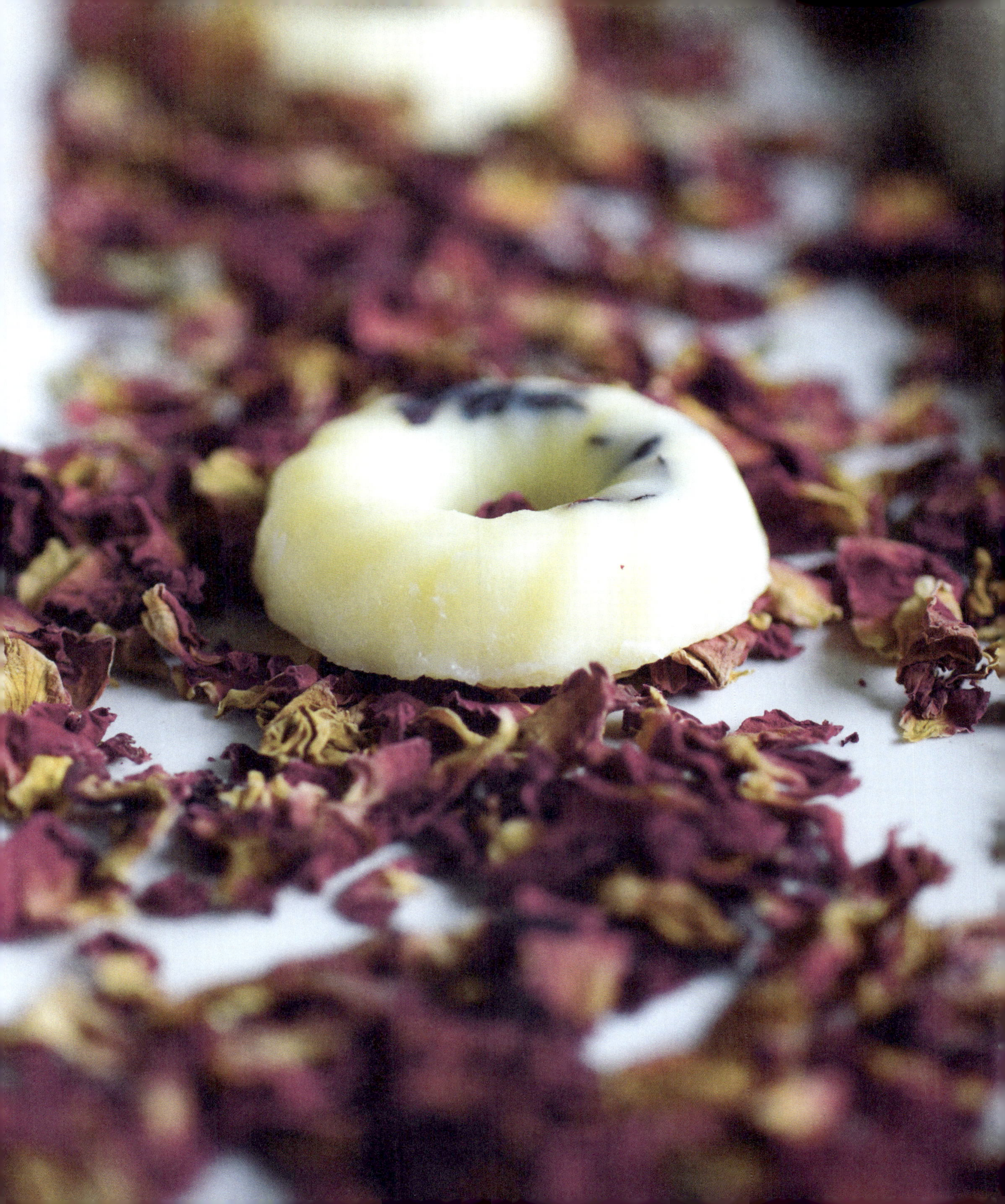

# No Sweat

**Kokosöl und Natron wirken beide deodorisierend und leicht antibakteriell und sind somit die perfekten Zutaten für ein natürliches Deo. Da sich die festen Zutaten gerne absetzen, empfehle ich die Verwendung von kleinen Deo-Hülsen, die gut vorgekühlt werden.**

*Geeignet für:* **ALLE HAUTTYPEN, AUSSER EMPFINDLICHE HAUT**

### Zutaten für drei Deosticks mit je 30 ml

8 g Mandelöl

50 g Kokosöl

15 g Bienenwachsperlen

35 g Sheabutter

5 g Arrowrootpulver

10 g TL rosa Tonerde

7 g Backsoda (Natron; Natriumbicarbonat)

2 TRP ätherisches Salbeiöl

5 TRP ätherisches Grapefruitöl

### Zubereitungszeit

30 Minuten

+ 12 Stunden Ruhezeit

### Haltbarkeit

6 Monate

## Zubereitung:

Legen Sie die Deo-Hülsen 20 Minuten in die Gefriertruhe. Geben Sie Mandelöl, Kokosöl und Bienenwachs in ein Glas und erhitzen Sie die Mischung langsam im Wasserbad, bis das Bienenwachs geschmolzen ist. Nehmen Sie die Schüssel vom Wasserbad, geben Sie die Sheabutter dazu und lassen Sie alles 1–2 Minuten abkühlen.
Dann geben Sie die trockenen Zutaten löffelweise durch ein Sieb dazu und verrühren alles gründlich. Geben Sie die Öle hinzu und stellen Sie die Mischung 5–10 Minuten in den Kühlschrank, bis sie zähflüssig ist.
Rühren Sie die Masse nochmals durch und füllen Sie sie in die Deo-Hülsen. Zuerst nur eine kleine Menge hineingeben und die Hülse fest auf die Arbeitsplatte klopfen, damit Luftblasen entweichen. Wiederholen Sie den Vorgang, bis die Hülsen voll sind. Decken Sie die Hülsen mit Alufolie ab und lassen Sie das Deo über Nacht aushärten.

## Anwendung:

Achseln mit Seife reinigen, mit klarem Wasser gut abwaschen und mit einem Handtuch trocken tupfen. Dann das Deo auftragen. Nicht verwenden bei frisch rasierten Achseln oder irritierter Haut.

### Hinweis

Leider kann Natron bei empfindlichen Personen zu Irritationen führen. Die meisten DIY-Rezepte verwenden sehr viel Natron; dies hier ist ein mildes Deo mit einem perfekt balancierten Natrongehalt. Sollte es trotzdem zu Rötungen oder Irritationen kommen, setzen Sie die Verwendung sofort aus.

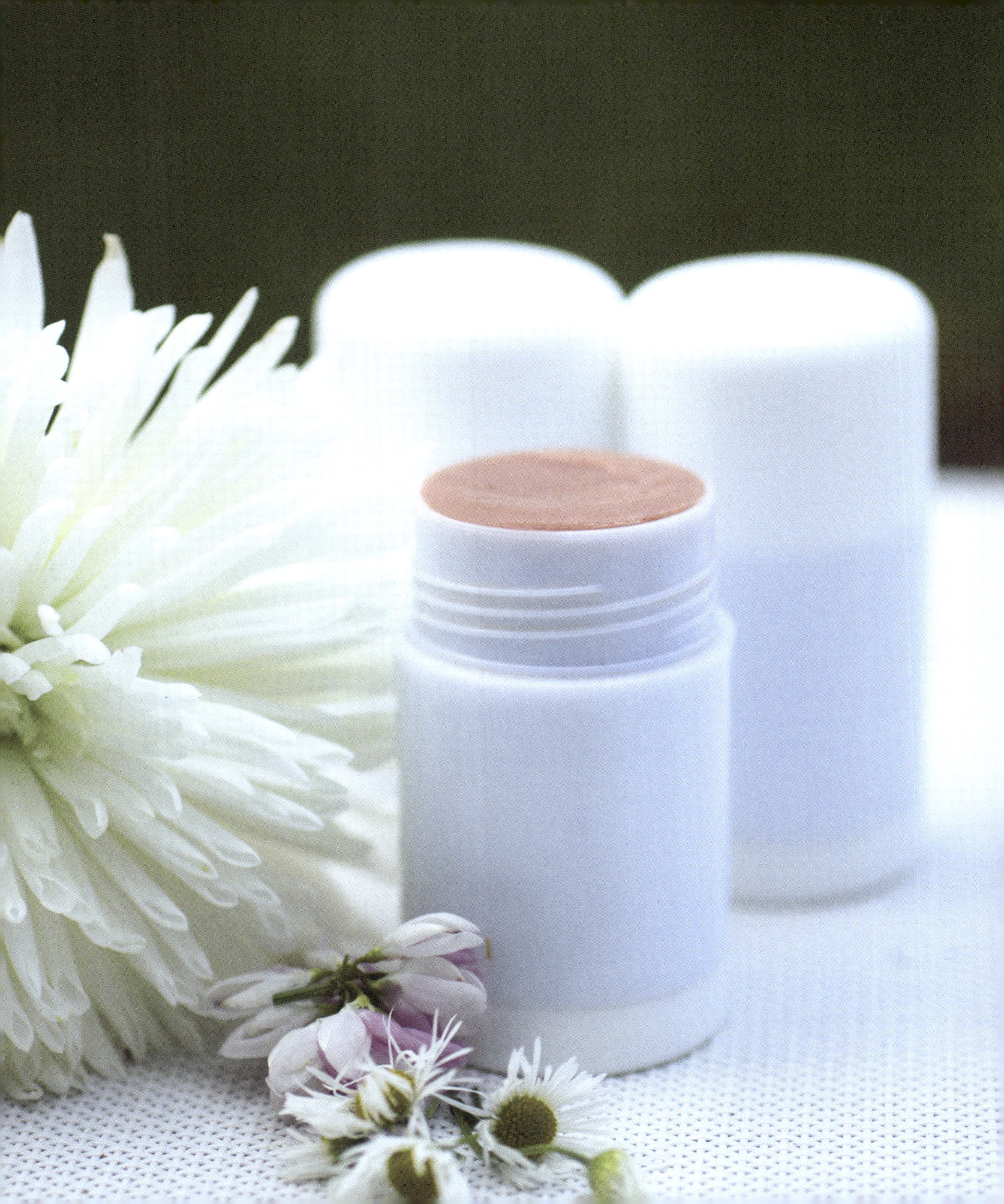

# Hipster Oil

Nach langer Zeit wieder total in – der Mann mit Bart! Aber nur ein fein gepflegter Bart ist ein trendy Bart. Ein Bartöl macht den Bart glänzend, geschmeidig und leichter kämmbar. Wer sich einen Bart wachsen lässt, kann den anfänglich oft auftretenden Juckreiz mit diesem Öl stillen. Es stärkt und schützt die Barthaare.

Geeignet für: **DEN BÄRTIGEN MANN VON HEUTE**

## Zutaten für eine Flasche mit 50 ml

16 g Hanföl

4 g ungeröstetes Arganöl

6 g Jojobaöl

4 g Traubenkernöl

5 TRP ätherisches Patschuliöl

2 TRP ätherisches Wacholderbeerenöl

1 TRP ätherisches Zederöl

1 TRP ätherisches Mandarinenöl

1 TRP ätherisches Vetivieröl

## Zubereitungszeit

5 Minuten

## Haltbarkeit

9 Monate

## Zubereitung:

Geben Sie alle Zutaten direkt in die Flasche. Verschließen Sie die Flasche und schütteln Sie alles einmal kräftig durch.

## Anwendung:

1–2 Tropfen Hipster Oil in den Bart und die Haut einmassieren.

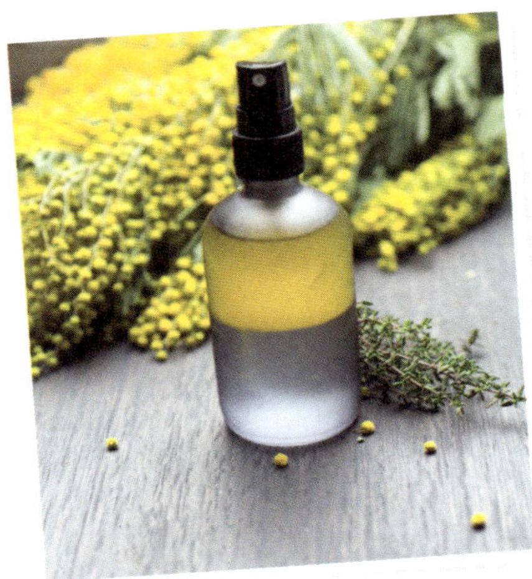

### Tipp

**No Hipster After Shave**

Sollten Sie oder Ihr Liebster keinen Bart mögen, hier ein Rasierwasser: Für eine 100-ml-Flasche mit Sprühaufsatz geben Sie 50 g Hamamelishydrolat, 25 g Orangenhydrolat, 25 g Thymiantinktur (siehe Green Wonder, Seite 82), 3 TRP ätherisches Wacholderbeerenöl, 3 TRP ätherisches Zedernöl und 2 TRP ätherisches Rosmarinöl direkt in die Flasche, setzen den Deckel auf und schütteln alles kräftig durch. Das After Shave nach der Rasur aufsprühen. Es hält 9 Monate.

Vegan

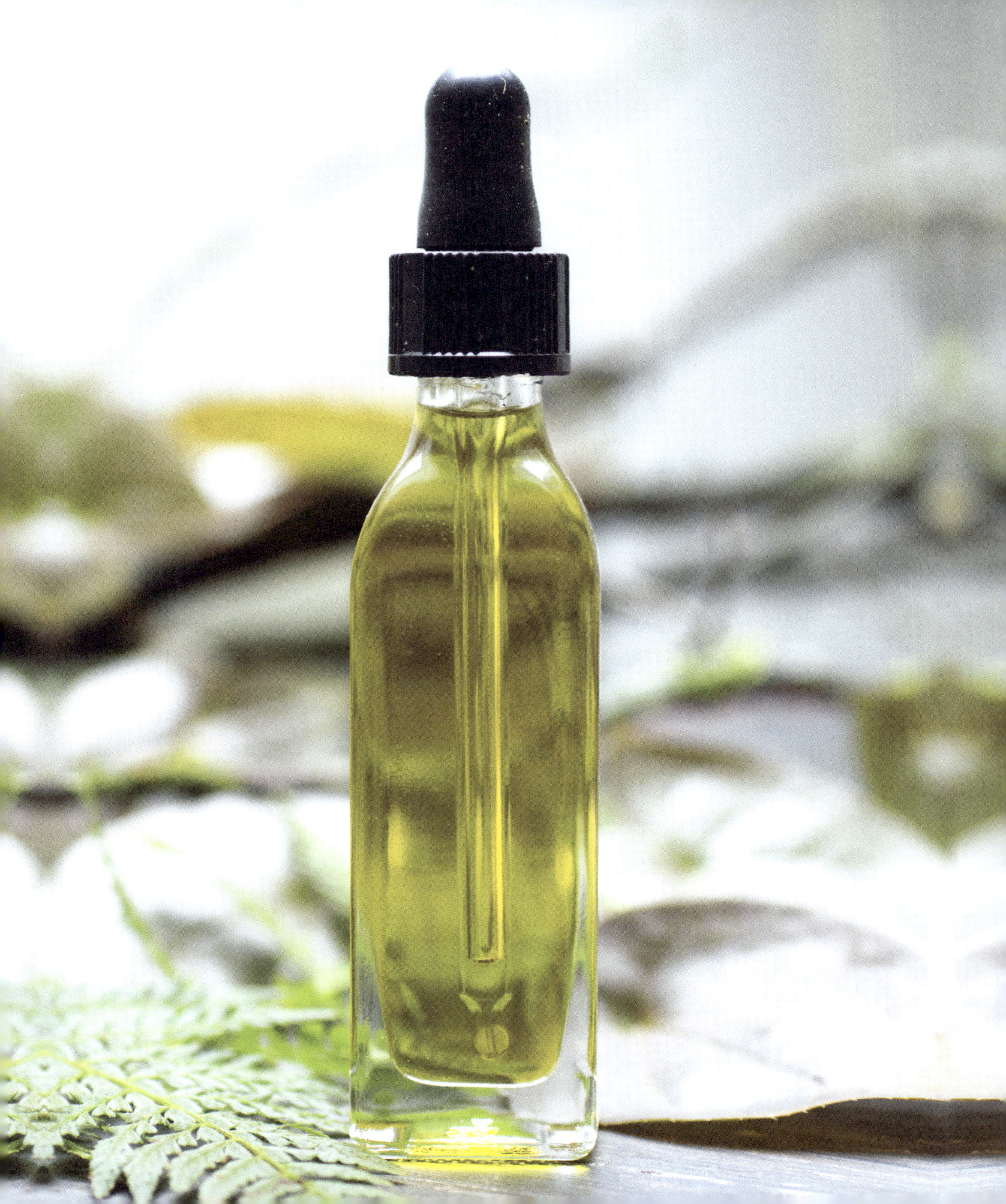

# Green Wonder

**Ihr „grünes Wunder“ gegen unreine Haut! Schon in der Antike war die antibakterielle und hautberuhigende Wirkung des Thymians bekannt und wurde in Form von Tinkturen und Salben genutzt. Und auch heute kann es dieses kleine Kraftpaket locker mit den Anti-Akne-Mitteln aus dem Drogeriemarkt aufnehmen, wie ein britisches Forscherteam erst jüngst bewiesen hat*. Natur pur statt Chemiekeule!**

Geeignet für: **Ölige und unreine Haut sowie jugendliche Problemhaut**

### Zutaten für eine Flasche mit 50 ml

10–12 frische Thymianzweige

50 ml Wodka

### Zubereitungszeit

10 Minuten

+ 2 Wochen Ruhezeit

### Haltbarkeit

1 Jahr

## Zubereitung:

Brausen Sie die Thymianzweige kurz mit kaltem Wasser ab und tupfen Sie sie mit Küchenpapier gut trocken. Zupfen Sie die Blättchen vorsichtig ab, geben Sie diese in ein Einmachglas und drücken Sie sie mit einem Löffel fest zusammen. Gießen Sie den Wodka darüber, der Thymian sollte ganz davon bedeckt sein (sonst besteht Schimmelgefahr!). Verschließen Sie das Glas mit einem gut schließenden Deckel und lassen Sie die Mischung etwa 2 Wochen an einem sonnigen und warmen Platz ruhen. Danach den Thymian durch einen Papierteefilter abfiltrieren und die fertige Tinktur in eine verschließbare Glasflasche umfüllen.

## Anwendung:

Morgens und abends nach der Reinigung mit einem Wattepad auf die betroffenen Hautpartien (Gesicht, Rücken, Dekolleté) auftupfen – herrlich erfrischend und zugleich desinfizierend!

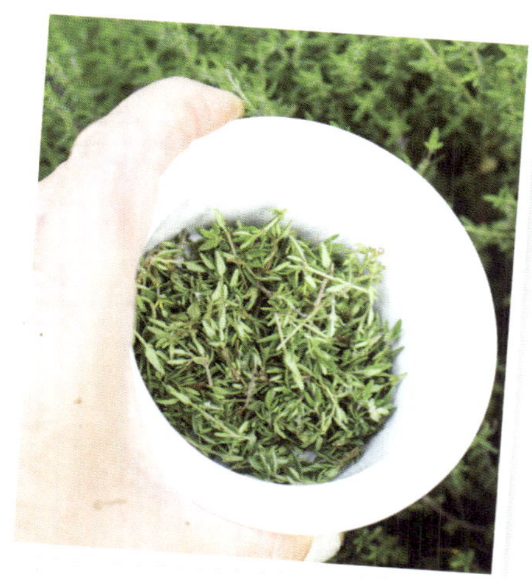

Vegan

* Margarita Gomez-Escalada et al. for General Microbiology's Spring Conference, March 26–29, 2012, Dublin

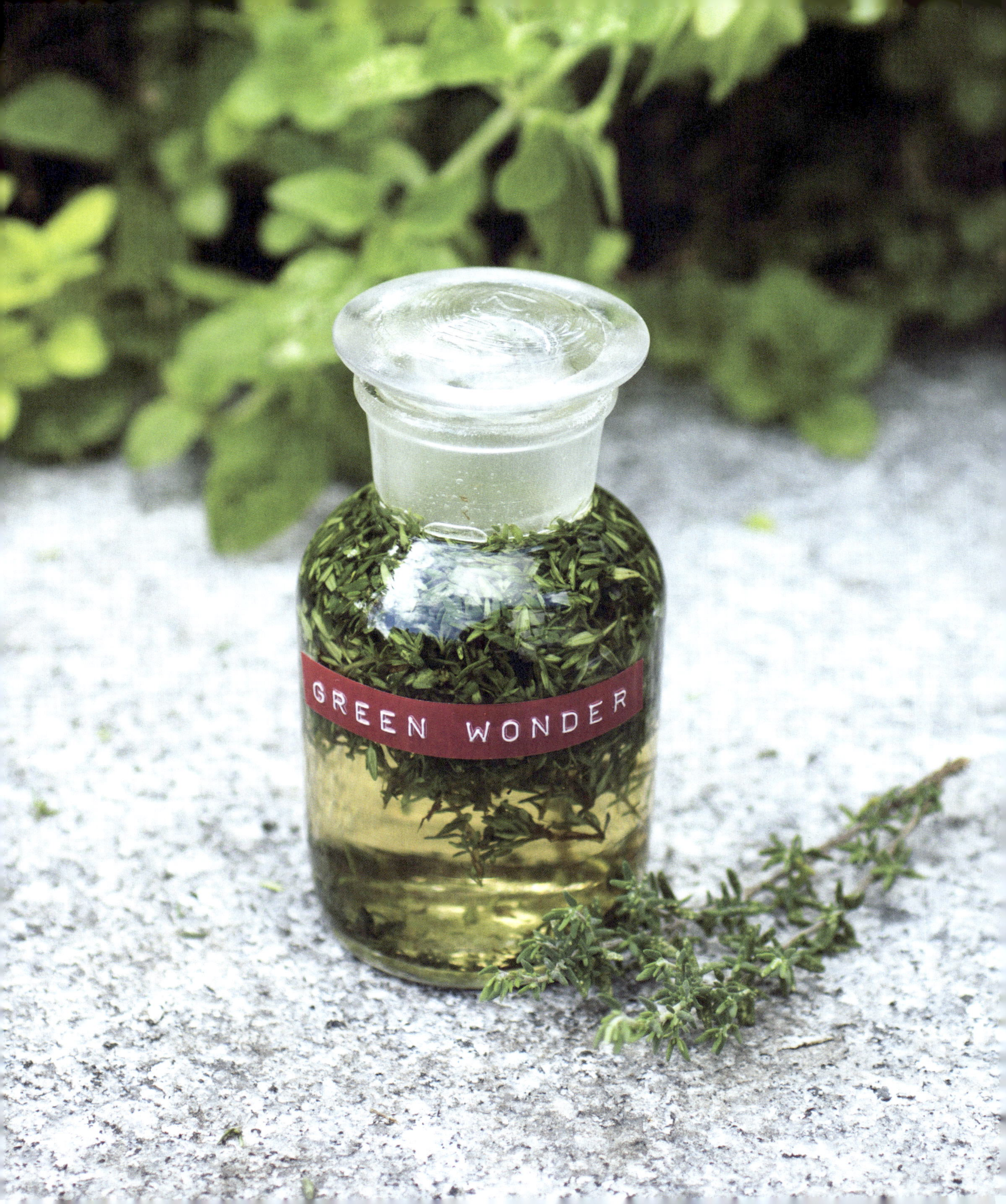
GREEN WONDER

# OCMy God

**OCM steht für Oil Cleansing Method: Hier wird die Haut – wie der Name sagt – sanft mit Öl gereinigt. Make-up und Schmutz werden schonend entfernt, ohne die Haut zu strapazieren oder auszutrocknen. Die Haut – selbst ölige – wird in Balance gebracht.**

Geeignet für: **ÖLIGE UND UNREINE HAUT**

### Zutaten für eine Flasche mit 50 ml

3 EL Kürbiskernöl

1 EL Hagebuttenkernöl

1 EL Traubenkernöl

3 TRP ätherisches Thymianöl

3 TRP ätherisches Wacholderbeerenöl

### Zubereitungszeit

15 Minuten

### Haltbarkeit

9 Monate

## Zubereitung:

Geben Sie die drei Öle und die zwei ätherischen Öle in einen Glasbecher und rühren Sie die Mischung langsam mit einem Glasstab gut durch.
Füllen Sie das Öl mithilfe eines Trichters in eine Flasche und verschließen Sie diese mit einer passenden Pipette.

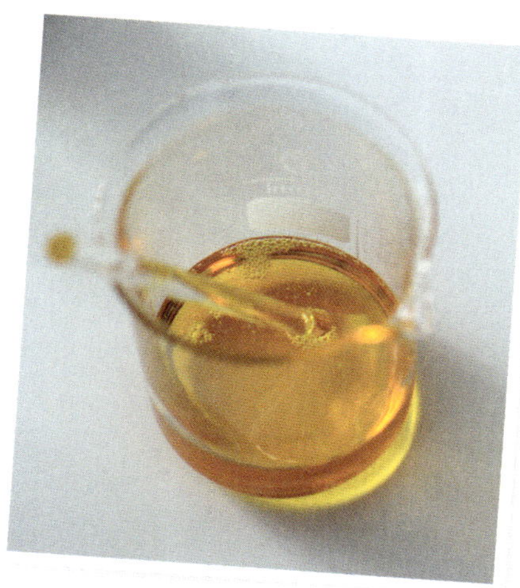

## Anwendung:

Verreiben Sie 1 EL Öl mit beiden Händen im feuchten Gesicht und massieren Sie es 2 Minuten mit kreisenden Bewegungen ein. Verteilen Sie dabei das Öl über das ganze Gesicht. Problemzonen wie Nasenflügel, Schläfen und Kinn lassen Sie eine Extraportion zukommen.
Tauchen Sie einen Waschlappen in angenehm warmes Wasser, wringen Sie ihn aus und entfernen das Öl mit sanften Bewegungen.
Wenn Sie Zeit haben, legen Sie den warmen Waschlappen auf das Gesicht und lassen die Wärme die Poren öffnen.
Wiederholen Sie diesen Vorgang, er hat eine sehr beruhigende Wirkung auf Körper, Geist und Seele. Nach 2–3 Durchgängen das Öl vollständig entfernen.

Vegan

## Varianten

### Clean me up – für trockene Haut

1 TL Rizinusöl
4 ½ EL Aprikosenkernöl
5 TRP ätherisches Rosenöl
5 TRP ätherisches Ylang-Ylang-Öl

### Clean me Gently – für empfindliche Haut

4 EL Aprikosenöl
4 EL Grüne-Avocado-Öl
1 EL Rizinusöl
5 TRP ätherisches Vanilleöl
5 TRP ätherisches Weihrauchöl

### Anti Aging Cleansing Oil – für reife Haut

4 EL Rapsöl
3 EL Grüne-Avocado-Öl
2 EL Rizinusöl
1 EL Weißer-Mohn-Öl
5 TRP ätherisches Patschuliöl

### Simply Clean – für normale Haut

5 EL Jojobaöl
3 EL Mandelöl
2 EL Rizinusöl
5 TRP ätherisches Orangenblütenöl

### Clean Machine – für Männerhaut

4 EL Mandelöl
3 EL Distelöl
3 EL Rizinusöl
5 TRP ätherisches Zedernöl
5 TRP ätherisches Zypressenöl
5 TRP ätherisches Thymianöl

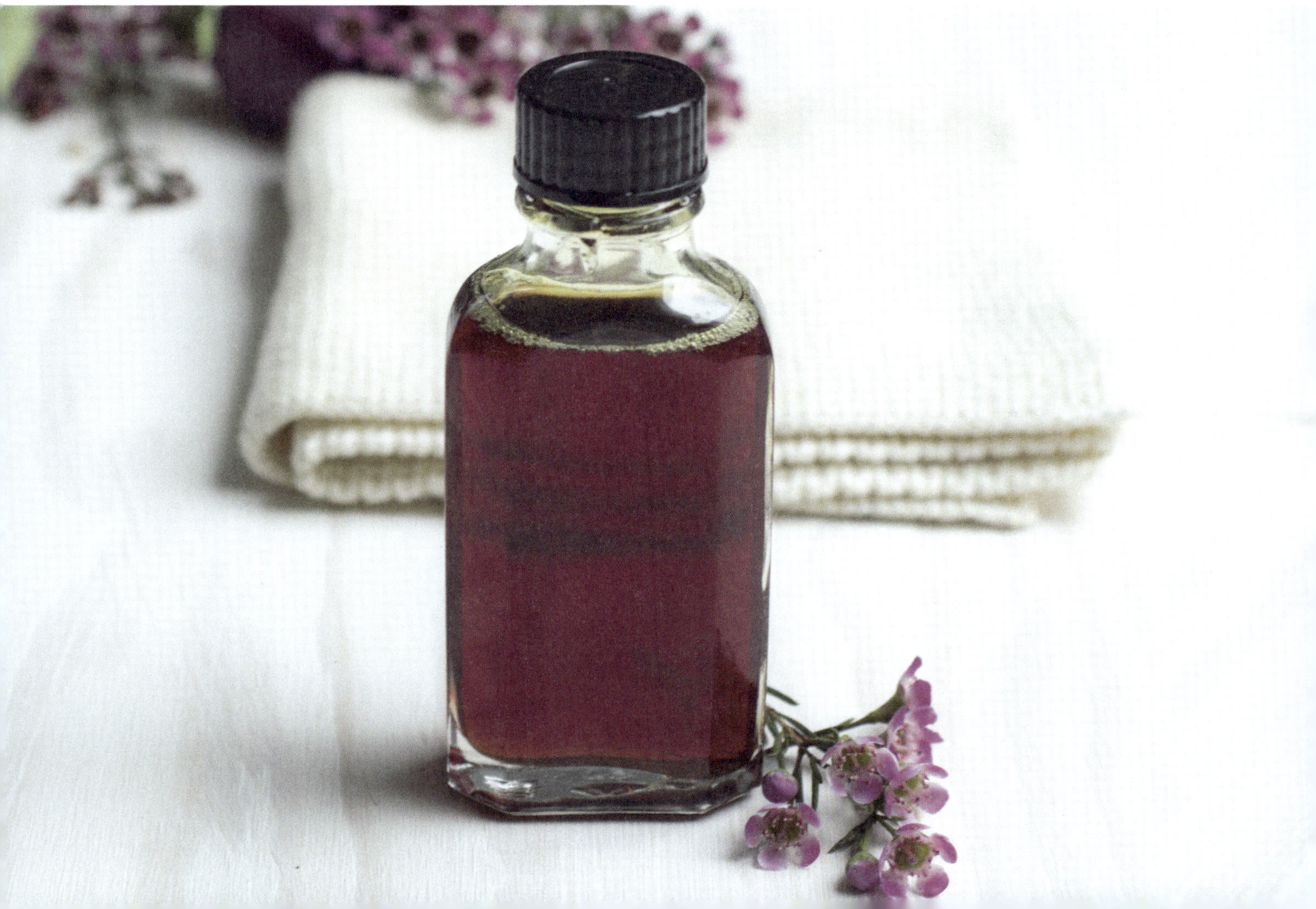

# Nettle & Clover Mask

**Diese reinigende und beruhigende Maske ist ideal als Zusatzpflege für reife und zugleich unreine Haut. Rotklee wirkt einerseits stabilisierend und ausgleichend, andererseits glättet er und hilft der Haut, länger jung zu bleiben. Brennnessel ist reich an Mineralien und wirkt anti-inflammatorisch (entzündungshemmend). Der Teint wird sofort ruhiger und Rötungen nehmen ab. Ein unverzichtbarer Helfer in unserem oft stressigen Alltag.**

Geeignet für: **REIFE HAUT**

### Zutaten für ein Glas mit 50 ml

ca. 1 Tasse getrocknete ganze Rot-Kleeblüten

2 EL grüne Tonerde

1 EL Granatapfelpulver

1 TL Brennnesselpulver

### Für die Anwendung

1 EL Joghurt pro Maske

### Zubereitungszeit

15 Minuten

### Haltbarkeit

6 Monate

### Tipps

Ein Dampfbad mit Kamille vor der Anwendung macht die Haut aufnahmefähiger und die Wirkung der Maske noch effektiver.

Für eine vegane Rezeptur mischen Sie die Maske mit Wasser.

## Zubereitung:

Zerkleinern Sie die Kleeblüten mithilfe eines Mixers oder einer Kaffeemühle zu einem feinen Pulver.
Vermischen Sie 1 EL davon mit der grünen Tonerde, dem Granatapfelpulver und dem Brennnesselpulver in einer Schüssel. Füllen Sie das Pulver in ein Glas um, Deckel aufschrauben, fertig!

## Anwendung:

Mischen Sie 2 gehäufte TL Pulver mit 1 EL Joghurt zu einem Brei. Verteilen Sie die Maske mit einem flachen Maskenpinsel auf dem gereinigten Gesicht, sparen Sie die Augenpartie aus. Lassen Sie die Maske 20–30 Minuten einwirken, bis sie staubtrocken ist.
Mit lauwarmem Wasser und einem Waschlappen nehmen Sie die Maske ab. Die Haut ist samtweich und bereit für die übliche feuchtigkeitsspendende Pflege.

## Varianten

**Pink Glow**
für empfindliche Haut
2 EL rosa Tonerde
1 ½ EL Molkepulver
1 ½ EL Reismehl
2 TL Rosenblüten, fein gemahlen
1 EL Joghurt (oder Wasser) pro Maske

**Black Jack**
für Männerhaut
2 EL schwarze Tonerde
1 ½ EL Molkepulver
1 ½ EL Kakaopulver
1 TL Thymian, sehr fein gemahlen
1 EL Joghurt (oder Wasser) pro Maske

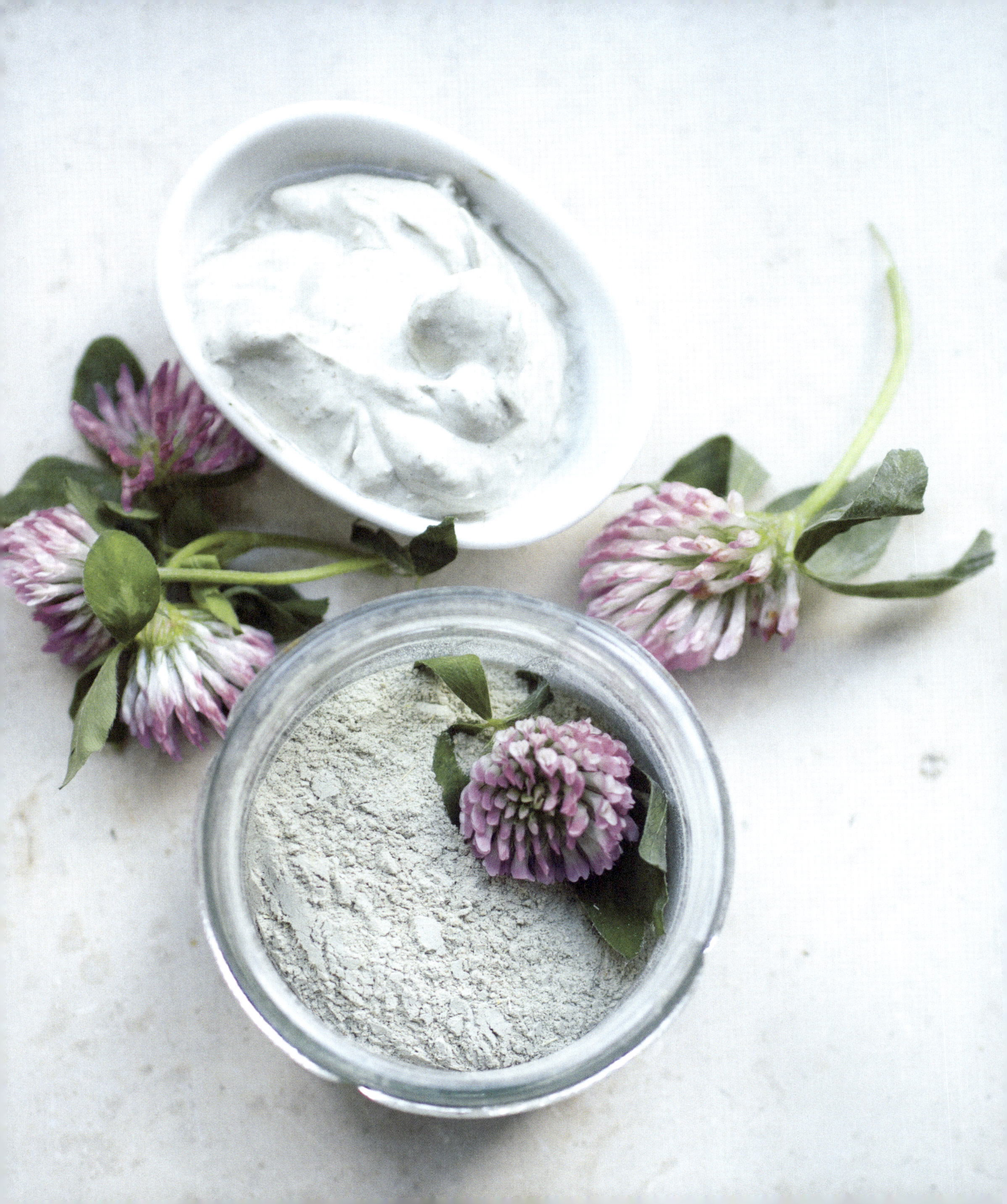

# Soo Soft

**Dieses herrlich sanfte, raffiniert nach Orange duftende Peeling entfernt Hautschüppchen und pflegt zugleich, ohne die Haut unnötig zu reizen. Hier peelen keine Plastikkügelchen, die unser Trinkwasser verunreinigen, oder kratzende Körnchen, sondern runde, ganz natürliche Jojobakügelchen. Diese schmelzen sanft auf der Haut.**

Geeignet für: **ALLE HAUTTYPEN**

### Zutaten für zwei Gläser mit je 25 ml

25 g Sheabutter

25 g Kokosöl

3 EL Jojobakügelchen (Jojobagrain)

1 TL Karottenöl (siehe S. 52) oder Mandelöl

3 TRP ätherisches Orangenöl

### Zubereitungszeit

25 Minuten

### Haltbarkeit

6 Monate

## Zubereitung:

Bereiten Sie ein Eisbad vor. Dafür eine große Schüssel etwa 1 cm hoch mit kaltem Wasser füllen und viele Eiswürfel hineingeben.

Schmelzen Sie Sheabutter und Kokosöl im Wasserbad an und rühren Sie gut um. Wenn beides geschmolzen ist, nehmen Sie die Mischung vom Wasserbad und lassen sie langsam abkühlen.

Sobald die Masse am Rand anfängt fest zu werden, geben Sie die Jojobakügelchen, das Karotten- und das Orangenöl dazu und füllen die Mischung rasch in zwei kleine Gläser.

Stellen Sie die Gläser in das Eisbad und rühren Sie mit einem Glasstab um, bis die Masse fast fest ist. Die Kügelchen sollen gleichmäßig in der Mischung verteilt sein und nicht zu Boden sinken.

## Anwendung:

Nach der Gesichtsreinigung nehmen Sie eine haselnussgroße Menge Peeling und verteilen sie 2–3 Minuten mit sanft kreisenden Bewegungen auf dem feuchten Gesicht. Sparen Sie dabei die Augenpartie aus.

Dann entfernen Sie das Peeling mit einem warmen Waschlappen.

### Tipps

Ersetzen Sie das ätherische Orangenöl durch Ihren Lieblingsduft, zum Beispiel Rose, Vanille, Jasmin oder Lavendel, oder ein Öl passend zu Ihrem Hauttyp (siehe Seite 84–85).

Sie können mit den Jojobakügelchen auch 1 TL rosa Tonerde zugeben, dann wird das Peeling sanft rosa. Sehr hübsch!

Vegan

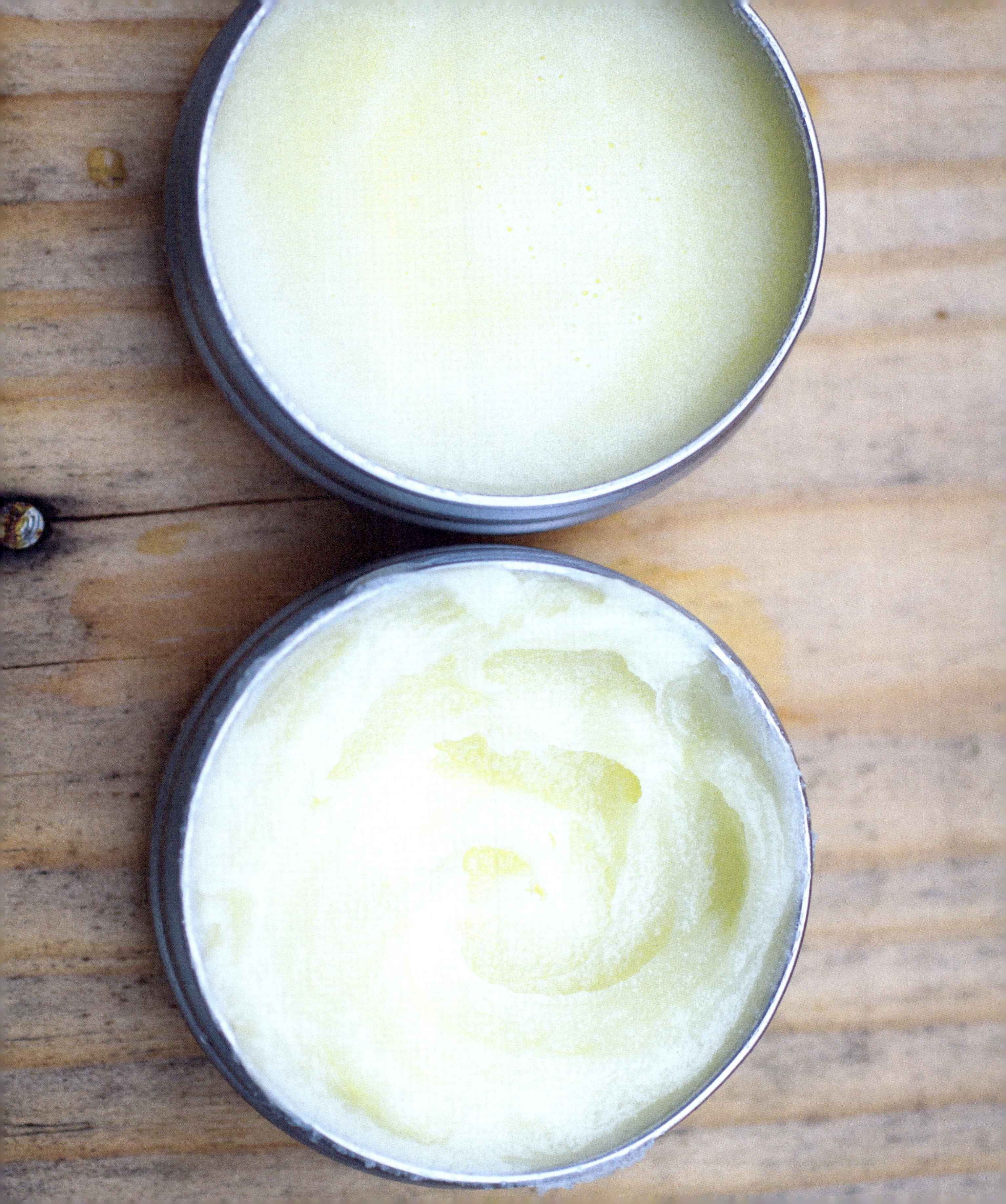

# Ultra Lux Skin Food

**Ein Gesichtsserum – vollgepackt mit Antioxidantien und anderen Powerstoffen. Hagebuttenkernöl ist reich an natürlichem Retinol (Vitamin A), einem der wirksamsten Anti-Aging-Stoffe aus der Natur. Granatapfelkernöl enthält Phytosterole und Antioxidantien und nährt die Haut. Arganöl liefert natürliches Vitamin E. Glycerin, Mandel- und Avocadoöl sorgen dafür, dass das Serum Feuchtigkeit bindet und schnell einzieht.**

Geeignet für: **REIFE HAUT**

### Zutaten für zwei Flaschen mit je 25 ml

2 TL Hagebuttenkernöl (Wildrosenöl)

2 TL ungeröstetes Arganöl

2 TL Avocadoöl

2 TL Mandelöl

1 TL Granatapfelkernöl

½ TL Glycerin

1 TRP ätherisches Frankinsenceöl

1 TRP ätherisches Neroliöl

1 TRP ätherisches Rosenholzöl

2 TRP ätherisches Orangenöl

### Zubereitungszeit

10 Minuten

### Haltbarkeit

6 Monate

Vegan

## Zubereitung:

Geben Sie alle Zutaten in einen Rührbecher und vermischen Sie sie gründlich mit einem Löffel oder Glasstab.
Füllen Sie die Mischung anschließend mithilfe eines Trichters in die Flaschen.

## Anwendung:

Das Serum morgens und abends direkt nach der Reinigung in die noch feuchte Haut einmassieren.
Die Flasche vor Gebrauch immer gut schütteln.

## Varianten

**Firming Skin Food – für die Haut 30 +**

3 EL Hagebuttenkernöl
2 EL Mandelöl
½ TL Glycerin
2 TRP ätherisches Orangenöl
2 TRP ätherisches Ylang-Ylang-Öl

**Oily Skin Food – für unreine Haut**

3 EL Hagebuttenkernöl
1 EL Nachtkerzenöl
1 EL Johanniskrautöl
2 TRP ätherisches Zypressenöl
1 TRP ätherisches Teebaumöl
1 TRP ätherisches Roter-Thymian-Öl
1 TRP ätherisches Pfefferminzöl

**Skin Food Serum – für normale Haut**

3 EL Aprikosenkernöl
2 EL Jojobaöl
2 TRP ätherisches Rosenöl

**Gentle Skin Food – für empfindliche und entzündliche Haut**

3 EL Aprikosenkernöl
2 EL Borretschsamenöl
1 EL Hagebuttenkernöl
2 TRP ätherisches Römische-Kamille-Öl
2 TRP ätherisches Lavendelöl
2 TRP ätherisches Sandelholzöl

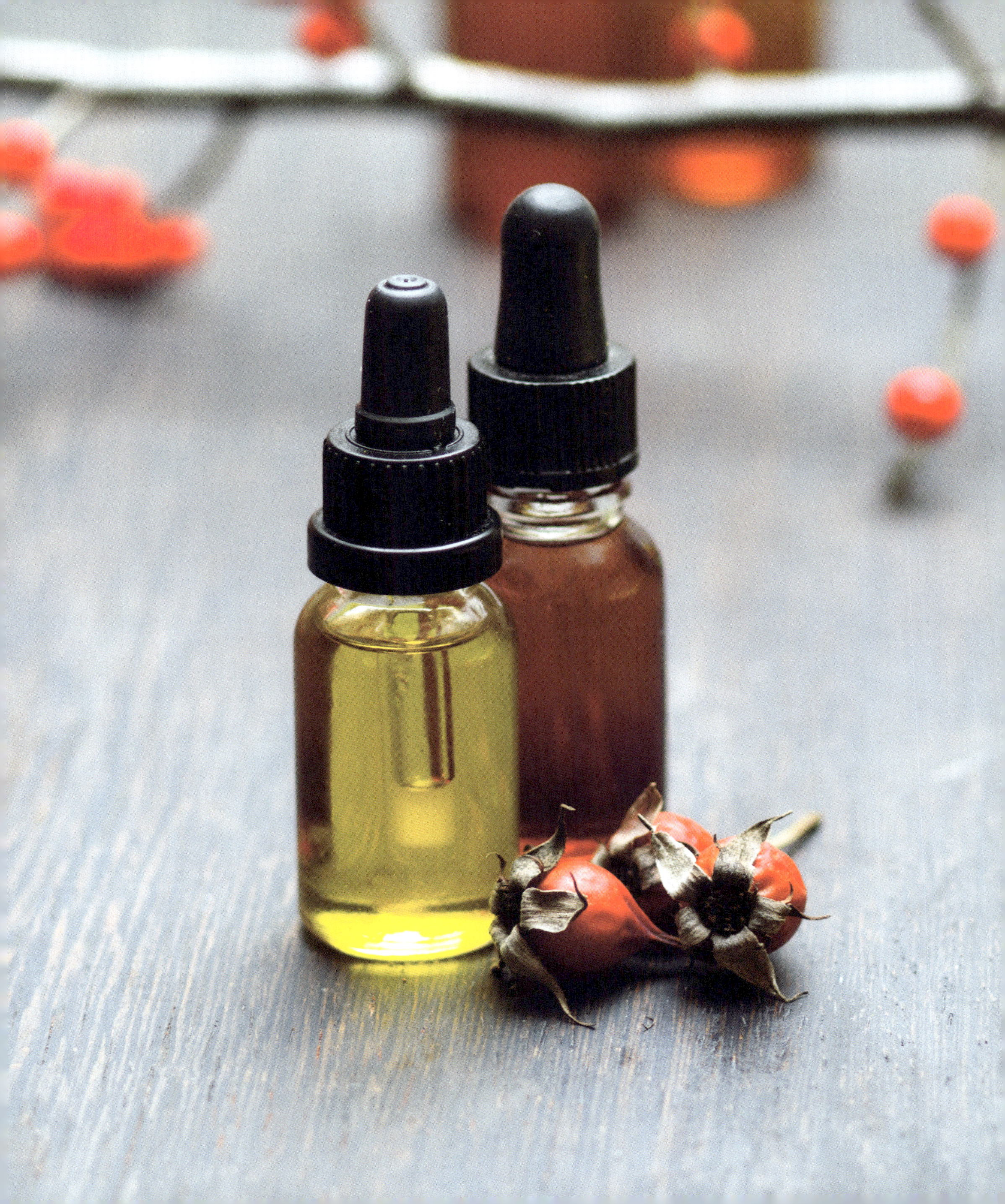

# Rich Dew

**Diese herrlich duftende Gesichtscreme schützt, stärkt und pflegt die Haut. Aufgrund ihrer kostbaren Zutaten sorgt sie für ein angenehm weiches und zartes Hautgefühl.**

*Geeignet für:* **ALLE HAUTTYPEN, BESONDERS FÜR TROCKENE HAUT**

### Zutaten für vier Gläser mit je 50 ml

4 EL Sandelholzhydrolat

4 EL Orangenblütenhydrolat

15 g Bienenwachsperlen

15 g Kokosöl

3 EL Aprikosenkernöl

30 g Kakaobutter

25 g Sheabutter

1 TL Vanilleöl (siehe S. 44)

1 TL Glycerin

4 EL Aloe-vera-Gel

2 Kapseln Vitamin E

je 2 TRP ätherisches Frankiscence-, Lemongras- und Patschuliöl

### Zubereitungszeit

30 Minuten

+ 2 Tage Kühlzeit

### Haltbarkeit

3 Monate, im Kühlschrank bis zu 6 Monate

## Zubereitung:

Mischen Sie die Hydrolate in einem kleinen Topf und lassen Sie sie 3 Minuten zugedeckt kochen.
Geben Sie Bienenwachs, Kokosöl und Aprikosenkernöl in einen hohen Glasbecher und lassen Sie das Bienenwachs im Wasserbad schmelzen. Sobald es geschmolzen ist, schalten Sie das Wasserbad ab und lassen die Mischung auf 35 °C abkühlen.
Dann mischen Sie Kakaobutter, Sheabutter und Vanilleöl unter. Wenn die Butter nicht ganz schmilzt, können Sie die Mischung wieder leicht erwärmen, allerdings nicht über 35 °C.
Geben Sie das Glycerin zu den Hydrolaten. Erwärmen bzw. kühlen Sie die Hydrolate, das Öl-Butter-Gemisch und das Aloe-vera-Gel auf 30–35 °C.
Geben Sie die Hydrolatmischung und das Aloe-vera-Gel zur Öl-Butter-Mischung. Dabei sollten alle Zutaten die gleiche Temperatur haben (30–35 °C).
Halten Sie den Milchaufschäumer direkt in den Strahl, aber unten am Boden des Bechers, und rühren Sie alles kurz gut um – ohne dabei viel Luft einzuschlagen.
Geben Sie das Vitamin E (Kapseln aufstechen) und die ätherischen Öle dazu, rühren Sie einmal alles gut durch und füllen Sie die Creme in die Gläser.
Stellen Sie sie mit aufgelegtem Deckel 2 Tage kalt.

## Anwendung:

Tragen Sie die Creme jeden Morgen nach der Reinigung auf das feuchte Gesicht, den Hals und das Dekolleté auf – so starten Sie perfekt geschützt in den Tag.

### Tipp

Durch die Hydrolate hat die Creme einen hohen Wassergehalt und ist sehr empfindlich – entnehmen Sie sie immer mit einem kleinen Löffel oder Spatel.

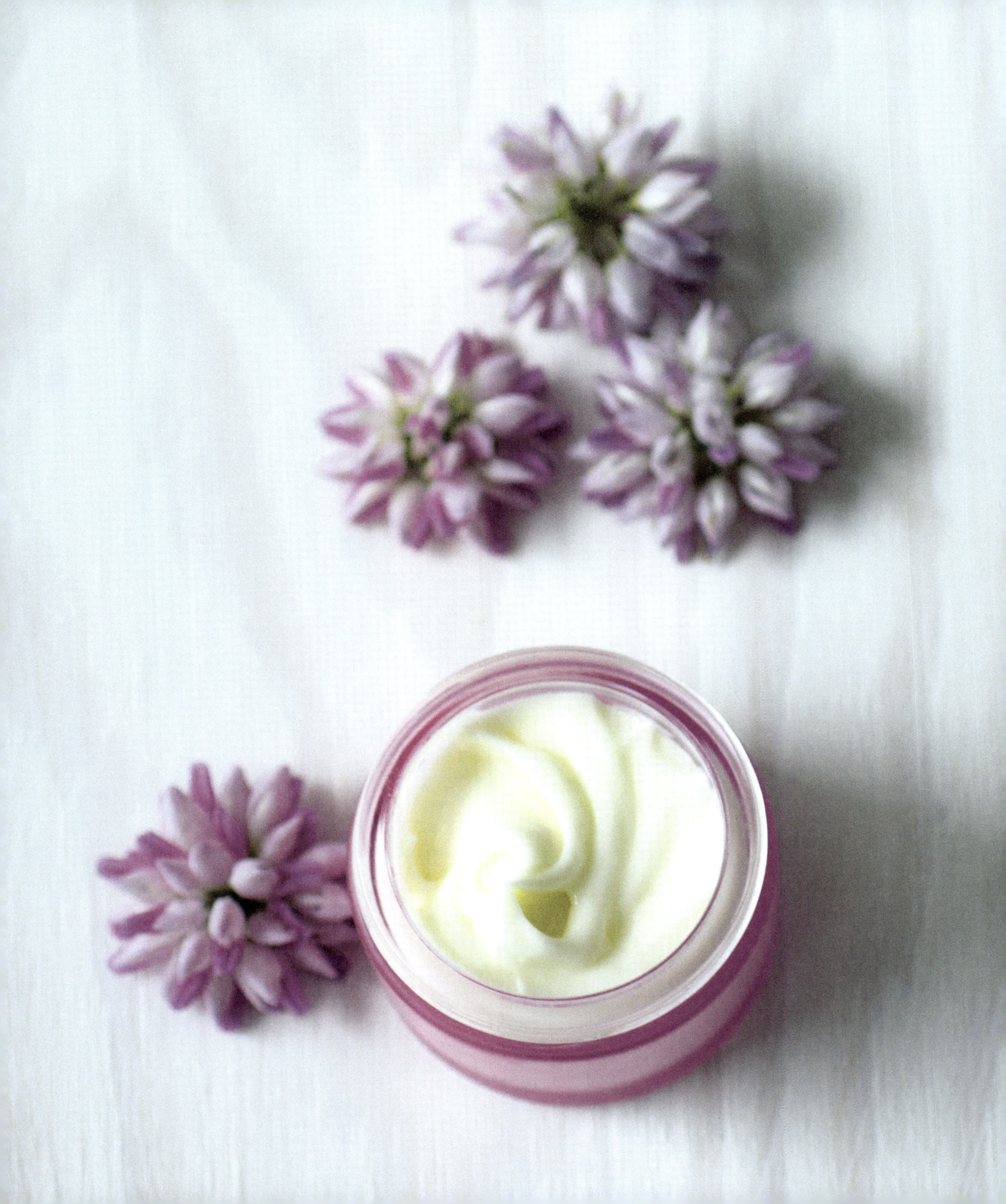

# For YOUR EYES only

**Eine reichhaltige Augencreme mit Hydrolaten – herrlich duftend nach Lindenblüten und Orange. Da die Creme viel Wasser (in Form von Hydrolaten) enthält, empfehle ich, die Hydrolate kurz abzukochen, um die Creme haltbarer zu machen.**

Geeignet für: **REIFE HAUT**

### Zutaten für ein Glas mit 50 ml

3 TL Orangenhydrolat

2 TL Lindenblütenhydrolat

5 g Bienenwachsperlen

3 TL Jojobaöl

2 TL ungeröstetes Arganöl

3 Kapseln Vitamin E

2 TL Hagebuttenkernöl

2 TL Granatapfelkernöl

5 TRP Karottenöl (siehe S. 52, nach Belieben)

### Zubereitungszeit

30 Minuten

+ 2 Tage Kühlzeit

### Haltbarkeit

3 Monate

## Zubereitung:

Geben Sie die Hydrolate in einen kleinen Topf und kochen Sie die Mischung zugedeckt 3 Minuten. Lassen Sie sie dann mit aufgelegtem Deckel abkühlen.

Geben Sie Bienenwachs und Jojobaöl in einen Glasbecher und lassen Sie das Bienenwachs im Wasserbad schmelzen.

Nehmen Sie den Becher vom Wasserbad und warten Sie, bis die Cremebasis auf etwa 35 °C abgekühlt ist.

Geben Sie dann das Arganöl, das Vitamin E (Kapseln aufstechen) und die Öle hinzu. Verquirlen Sie diese Basis mit einem kleinen Handmilchaufschäumer und geben Sie die Hydrolatmischung dazu. Am besten funktioniert es, wenn beide Mischungen die gleiche Temperatur haben (30–35 °C). Halten Sie den Milchaufschäumer direkt in den Strahl, aber unten am Boden des Bechers, und rühren Sie alles kurz gut um – ohne dabei viel Luft einzuschlagen.

Füllen Sie die Augencreme in ein Glas und stellen Sie sie mit aufgelegtem Deckel 2 Tage kalt.

## Anwendung:

Nehmen Sie eine erbsengroße Menge Augencreme mit einem Spatel aus dem Glas und klopfen Sie die Creme sanft mit dem Ringfinger um die Augen herum in die Haut ein.

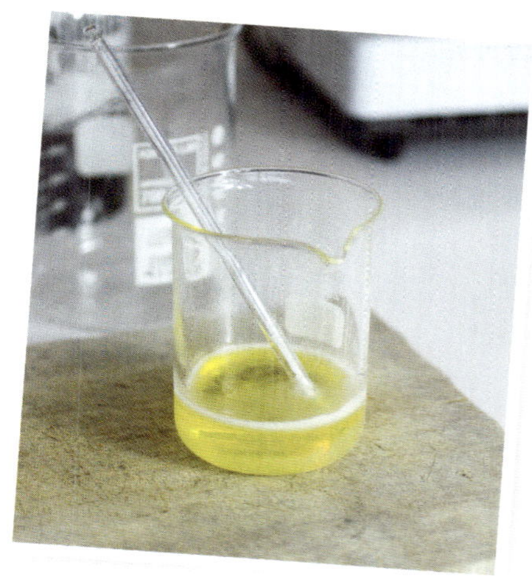

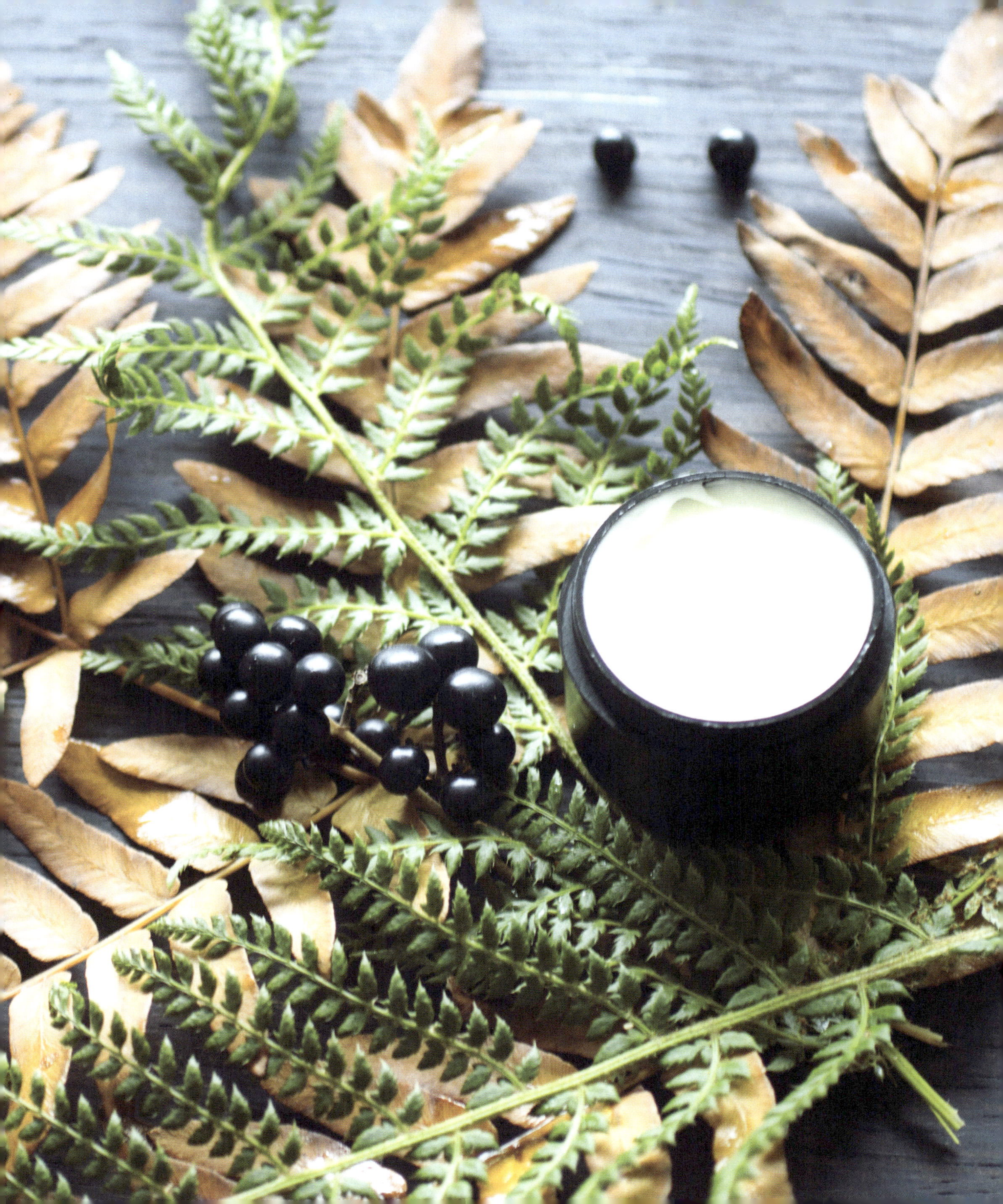

# Puffy Eye Serum

Sie kennen das bestimmt: manchmal wacht man auf und sieht total verheult aus – mit dicken Schwellungen unter den Augen. Oder wie ein Waschbär mit dunklen Augenringen. Hier kann ein Jojoba-Mazerat mit Kaffeebohnen helfen. Koffein aktiviert den Stoffwechsel, fördert die Durchblutung und wirkt entwässernd – deshalb wird Koffein gegen Augenschwellungen und dunkle Augenringe gerne eingesetzt.

Geeignet für: **GESCHWOLLENE AUGEN UND AUGENRINGE**

### Zutaten für eine Flasche mit 50 ml

10 Kaffeebohnen

4 EL Jojobaöl

1 TL Kürbiskernöl (nach Belieben)

1 TRP ätherisches Zypressenöl (nach Belieben)

### Zubereitungszeit

20 Minuten

### Haltbarkeit

6 Monate

## Zubereitung:

Zerkleinern Sie die Kaffeebohnen in einem Mörser. Erwärmen Sie die Bohnen mit dem Jojobaöl in einem kleinen Becher 10 Minuten auf etwa 40 °C. Filtrieren Sie das Öl mithilfe eines Papierteefilters und lassen es abkühlen. Wenn Sie möchten, geben Sie jetzt das Kürbiskernöl und das Zypressenöl dazu. Füllen Sie das Serum in eine Glasflasche mit Pipette oder Roll-on-Applikator.

## Anwendung:

Wichtig: Verwenden Sie das Serum nicht direkt am Auge; tragen Sie es keinesfalls auf das obere Lid, sondern etwa 1/2 cm unterhalb des Auges entlang der Knochenkante zur Augenhöhle auf. Bewahren Sie das Serum am besten im Kühlschrank auf – gekühlt tut es beim Auftragen doppelt gut.

Vegan

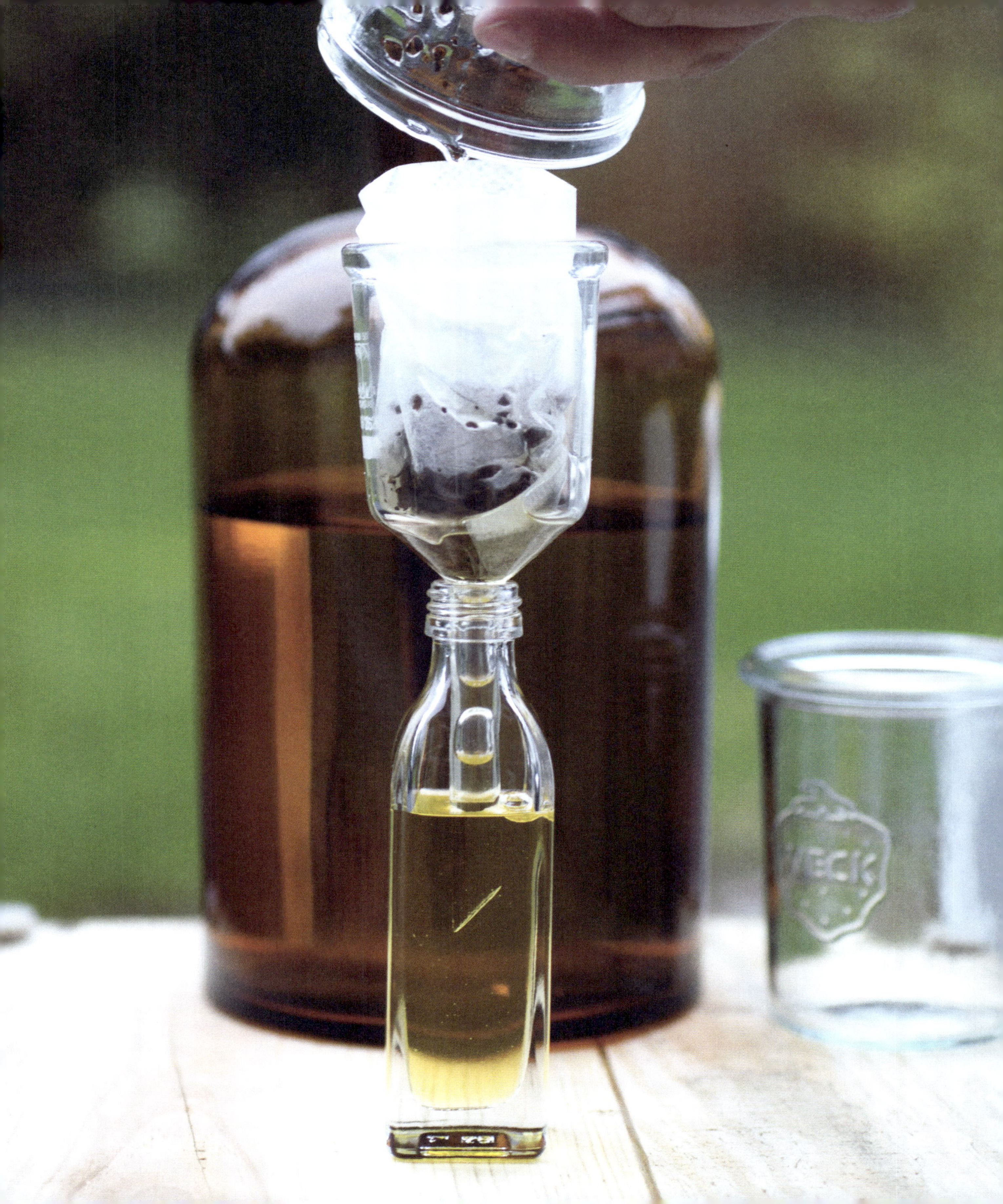
WECK

# Minty Choc

**Ein Lippenpeeling entfernt Hautschuppen, macht die Lippen superweich und sorgt für gute Durchblutung. Mit ein paar feinen Zutaten kann man im Handumdrehen gesunde Lippenpflege selbst mischen.**

Geeignet für: **TROCKENE, SCHUPPIGE LIPPEN**

### Zutaten für ein Glas mit 50 ml

¼ TL gemahlene Bourbonvanille

1 EL Puderzucker

½ TL Kakaopulver

1 TL Jojobaöl

1 Kapsel Vitamin E

1 TRP ätherisches Pfefferminzöl

### Zubereitungszeit

5 Minuten

### Haltbarkeit

6 Monate

Vegan

## Zubereitung:

Verrühren Sie die gemahlene Vanille, den Puderzucker und das Kakaopulver mit dem Jojobaöl in einer kleinen Schale zu einer cremigen Paste.
Geben Sie das Vitamin E (Kapsel aufstechen) und 1 Tropfen Pfefferminzöl zu und rühren Sie alles gut um.
Für etwas mehr Pfefferminzduft geben Sie noch 1 Tropfen Pfefferminzöl dazu.
Füllen Sie das Peeling mit einem Löffel oder Spatel in ein Glas.

## Anwendung:

Reiben Sie das Peeling mit sanft kreisenden Bewegungen 1–2 Minuten in die Lippen ein.
Nehmen Sie die Paste dann mit einem lauwarmen Waschlappen oder Tuch ab.
Cremen Sie die Lippen zur Krönung mit selbst hergestelltem Balsam ein.

## Varianten

### Honey – Give me a Kiss

**für trockene, schuppige Lippen**

2 EL sehr feinkörniger brauner Zucker
1 EL Honig
20 TRP Mandelöl

### Caribbean Kiss – nicht zum Verzehr gedacht!

**für trockene, schuppige Lippen**

1 EL Puderzucker
½ TL Kakaopulver
1 TL Kokosöl
¼ TL gemahlene Bourbonvanille
1 Kapsel Vitamin E

### A Sweet & Salty Kiss

**für trockene, schuppige Lippen, aber nicht für rissige Lippen**

2 TL Honig
1 TL Avocadoöl
1 TL feines Meersalz

### Hot Chocolate Plump

**nicht für rissige Lippen**

2 TL Zucker
1 TL Kakaopulver
1 TL Olivenöl
1 Msp. Chilipulver oder 1 TRP Chiliöl (höchstens!)

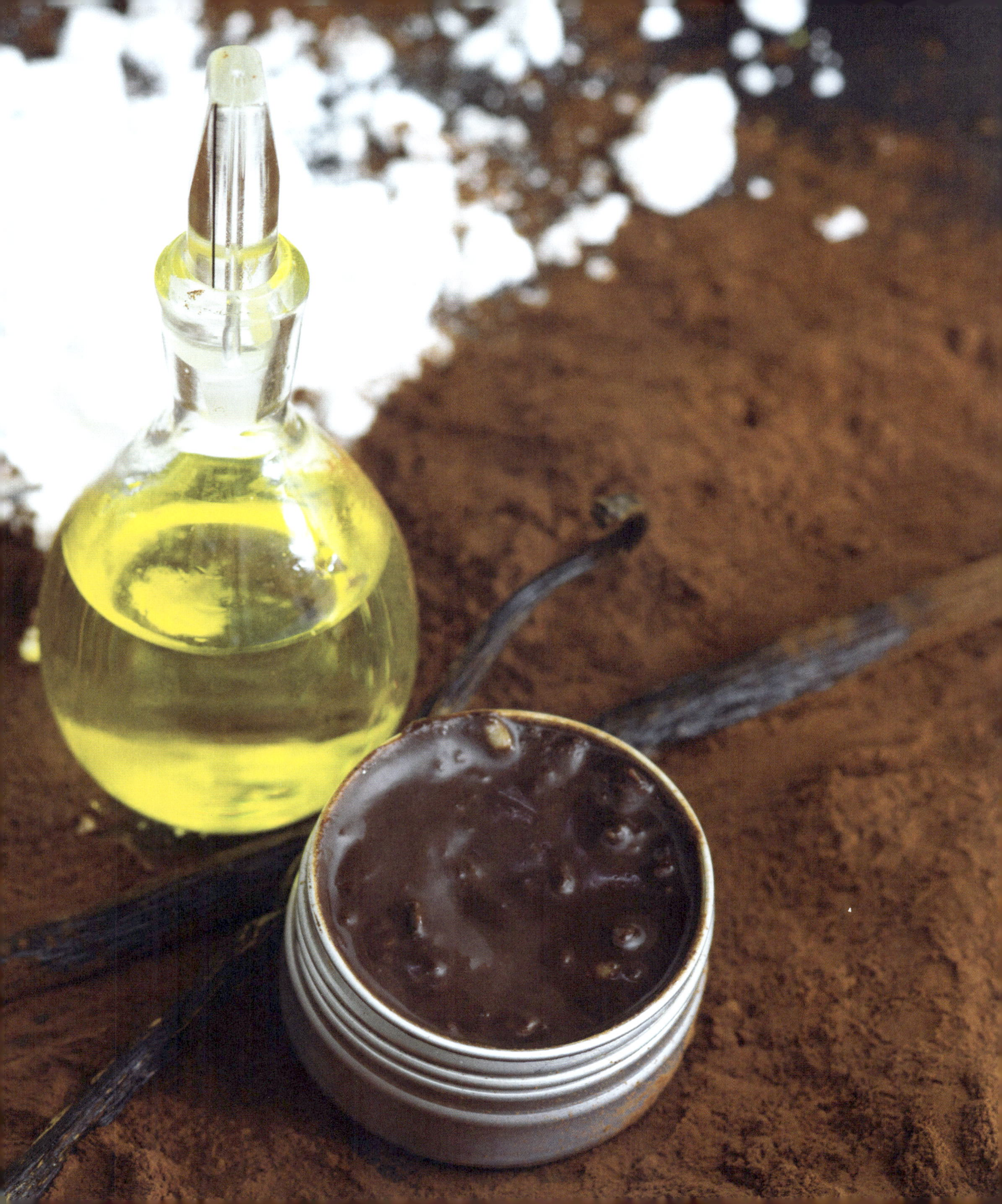

# Vanilla Kiss

**Hier ist ein selbst gemachter Lippenbalsam, der trockene Lippen pflegt und weich macht. Sie werden staunen, wie leicht er herzustellen ist und wie weich sich Ihre Lippen anfühlen. Von nun an werden Sie nie wieder zu Produkten aus dem Drogeriemarkt greifen.**

Geeignet für: **TROCKENE LIPPEN**

### Zutaten für eine Dose mit 50 ml

10 g Kokosöl

20 g Bienenwachsperlen

1 TL Vanilleöl (siehe Seite 44) oder Mandelöl

20 g Kakaobutter, gerieben

20 g Sheabutter

2 TRP ätherisches Mandarinenöl

### Zubereitungszeit

20 Minuten

+ 12 Stunden Ruhezeit

### Haltbarkeit

3 Monate

## Zubereitung:

Schmelzen Sie Kokosöl und Bienenwachs mit dem Vanille- oder Mandelöl im heißen Wasserbad. Rühren Sie immer wieder gut um. Wenn das Bienenwachs geschmolzen ist, nehmen Sie die Schüssel vom Wasserbad und lassen die Mischung auf 35 °C abkühlen.
Geben Sie Kakao- und Sheabutter dazu und schmelzen Sie beides unter Rühren. Fügen Sie das Mandarinenöl hinzu. Gießen Sie den Balsam in eine kleine Dose. Wenn er zu fest ist, erwärmen Sie ihn nochmals auf maximal 35 °C.
Decken Sie den Balsam mit einem Stück Küchenpapier ab und lassen ihn über Nacht an einem kühlen Ort fest werden.

## Anwendung:

Den Balsam nach Bedarf am besten mehrmals täglich auftragen.

## Varianten

**Summer Kiss – für alle, die Lichtschutz brauchen**

3 TL Jojobaöl
1 TL Sesamöl
2 TL Bienenwachsperlen
2 TRP ätherisches Zitronenmelissenöl
2 TRP ätherisches Minzöl

**Lip Seduction**

50 g Mandelöl
28 g Bienenwachsperlen
5 g Kakaobutter
15 g Fondant

**Cold Winter Lipbalm**

2 TL Kakaobutter, gerieben
2 TL Sheabutter
2 TL Bienenwachsperlen
2 TL Jojobaöl
4 TRP ätherisches Zitronenmelisseöl
1 Kapsel Vitamin E

**Mmh!**

8 g Bienenwachsperlen
14 g Sheabutter
10 g Mandelöl
4 TRP ätherisches Minzeöl
4 TRP ätherisches Mandarinenöl

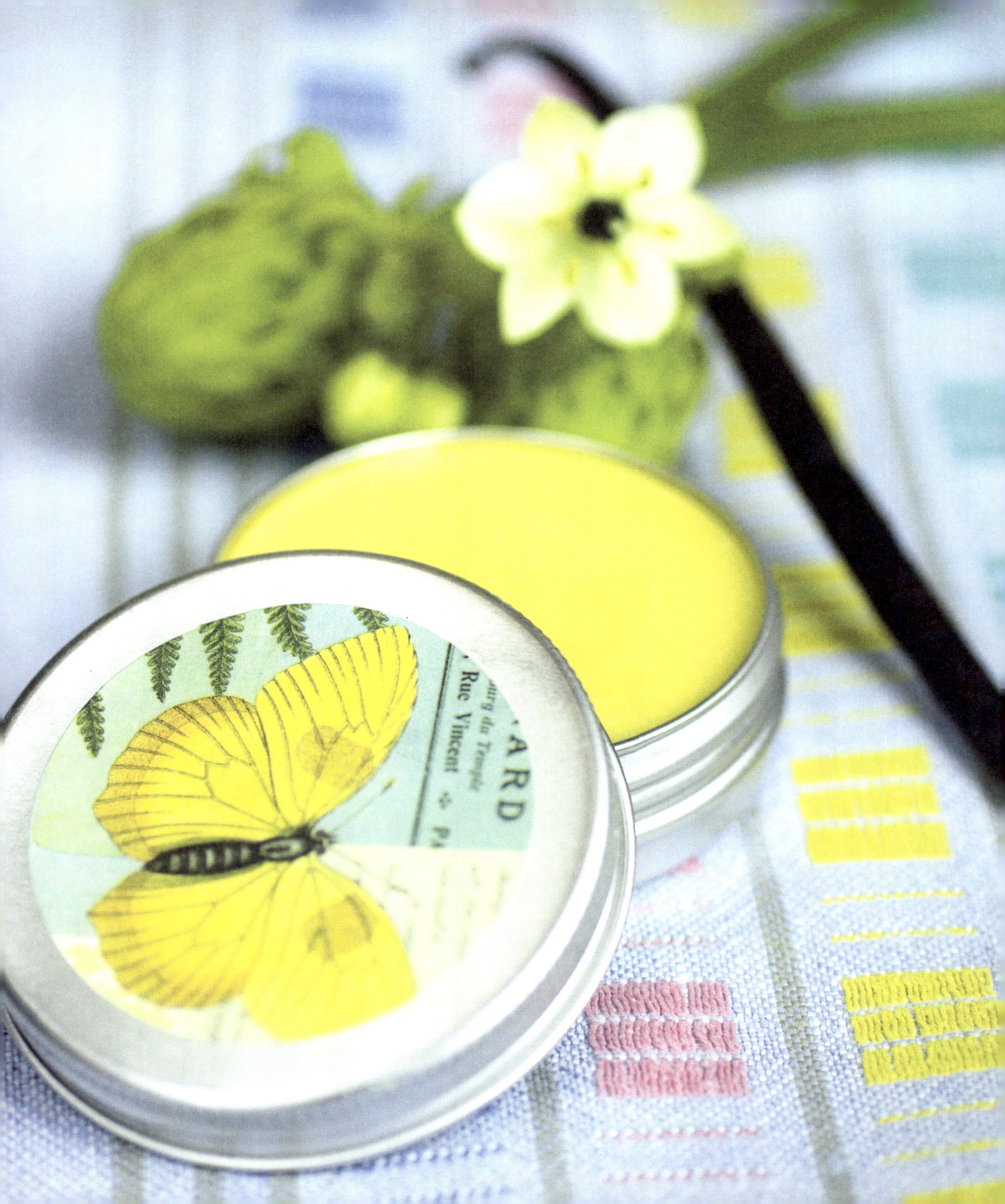
Rue Vincent

# Berry Tint for Lips

**Dieser Lippenbalsam ist ein perfektes Geschenk für alle Freundinnen, zum Muttertag, zu Weihnachten oder einfach so! Herrlich zart zu den Lippen und ganz zart rosa!**

*Geeignet für:* **TROCKENE LIPPEN**

### Zutaten für fünf Dosen mit je 20 ml

10 frische Himbeeren

2 frische Blaubeeren

50 ml kochendes Wasser

26 g Mandelöl (alternativ Vanilleöl, siehe S. 44)

28 g Kokosöl

10 g Sheabutter

25 g Bienenwachsperlen

2 TRP ätherisches Rosenöl

2 Kapseln Vitamin E

### Zubereitungszeit

1 Stunde

+ 12 Stunden Ruhezeit

### Haltbarkeit

3 Monate

## Zubereitung:

Waschen Sie die Beeren kurz mit kaltem Wasser. Zerdrücken Sie sie dann mit einer Gabel in einer kleinen Schale. Gießen Sie das kochende Wasser über die Beeren und lassen Sie die Mischung 10 Minuten ziehen. Filtrieren Sie das Konzentrat dann durch einen Papierteefilter in einen kleinen Topf und werfen Sie die Beeren im Filterpapier weg. Das Beerenkonzentrat beiseitestellen.
Mischen Sie Mandel-, Kokosöl, Sheabutter und Bienenwachs in einer Schüssel und erhitzen Sie die Mischung im Wasserbad auf etwa 50 °C. Gut umrühren, bis alles geschmolzen ist.
Erhitzen Sie das Beerenkonzentrat auf etwa 50 °C und geben Sie 1 ½ TL davon tropfenweise zu der Ölmischung (übriges Beerenkonzentrat können Sie für die nächste Produktion einfrieren). Dann rühren Sie, bis sich alles gut vermischt hat und die Farbe gleichmäßig ist. Nehmen Sie die Schüssel vom Wasserbad und rühren Sie weiter, bis die Mischung auf 30 °C abgekühlt ist. Nun das Rosenöl und das Vitamin E (Kapseln aufstechen) einarbeiten. Füllen Sie die Mischung in kleine Blechdosen ab. Decken Sie sie mit Küchenpapier ab und stellen Sie sie über Nacht in den Kühlschrank, damit der Lippenbalsam aushärtet.

## Anwendung:

Den Balsam nach Bedarf mehrmals täglich auftragen.

### Tipp

Sie können die frischen Beeren durch 2 g getrocknete Hibiskusblüten ersetzen.

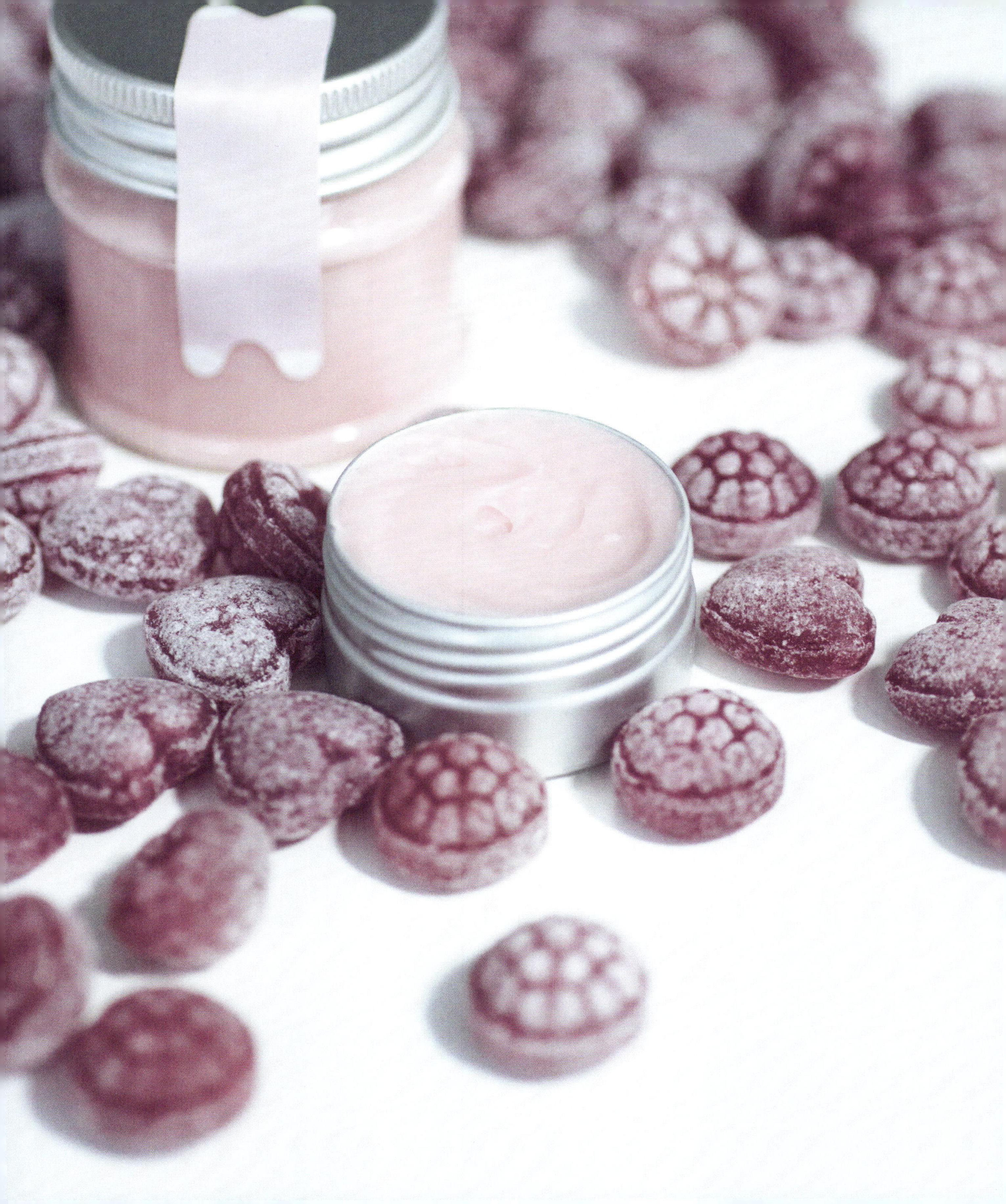

# Soothing Lip Balm Stick

**Stellen Sie Ihre eigenen Lippenpflegestifte her! Die richtige Lippenpflege ist sehr wichtig für unser Wohlbefinden – und diese hier ist ganz natürlich! Weg mit Paraffinen, Mineralölen und Chemie, her mit pflegendem Bienenwachs, Mandelöl, Kakaobutter, Jojobaöl und vielem mehr, was die Natur zu bieten hat.**

Geeignet für: TROCKENE LIPPEN

### Zutaten für zehn Lippenpflegestifte

10 g Carnaubawachs (veganes Wachs)

10 g Jojobaöl

10 g Vanilleöl (siehe S. 44) oder 10 g Mandelöl und 2 TRP ätherisches Vanilleöl

2 Kapseln Vitamin E

20 g Sheabutter

10 TRP ätherisches Mandarinenöl

### Zubereitungszeit

20 Minuten

+ 12 Stunden Ruhezeit

### Haltbarkeit

9 Monate

Vegan

## Zubereitung:

Binden Sie je fünf Hülsen mit Gummibändern zu einem Bündel und legen Sie diese mindestens 20 Minuten in das Gefrierfach.

Geben Sie Carnaubawachs, Jojobaöl und Vanilleöl in einen großen Glasbecher mit Ausguss und lassen Sie das Wachs im Wasserbad schmelzen. Wenn es geschmolzen ist, schalten Sie das Wasserbad aus und geben das Vitamin E (Kapseln aufstechen), die Sheabutter und das Mandarinenöl dazu.

Nehmen Sie fünf gekühlte Hülsen aus dem Gefrierfach und stellen Sie diese auf einen festen Untergrund. Gießen Sie die ersten Hülsen bis auf ½ cm voll mit der Masse. Klopfen Sie die Hülsen sanft auf die Arbeitsfläche, damit keine Luftblasen entstehen.

Stellen Sie die übrige Masse kurz in das ausgeschaltete Wasserbad und wiederholen Sie diese Prozedur mit den restlichen fünf Hülsen. Wenn die Masse am Rand etwas fest geworden ist, erwärmen Sie sie kurz. Füllen Sie jetzt alle zehn Hülsen bis zum Rand und lassen Sie sie über Nacht stehen, bis der Balsam ganz fest geworden sind. Sollte beim Befüllen etwas danebengehen, wischen Sie die Hülsen gut ab und schneiden eventuellen Überschuss mit einem Messer ab.

## Anwendung:

Den Balsam nach Bedarf mehrmals täglich auftragen.

### Variante

**A warm Kiss**

(für 20 Lippenpflegestifte)
30 g Bienenwachsperlen
30 g Sheabutter
30 g Calendulaöl (siehe S. 48)
2 TRP ätherisches Rosmarinöl
2 TRP ätherisches Orangenöl

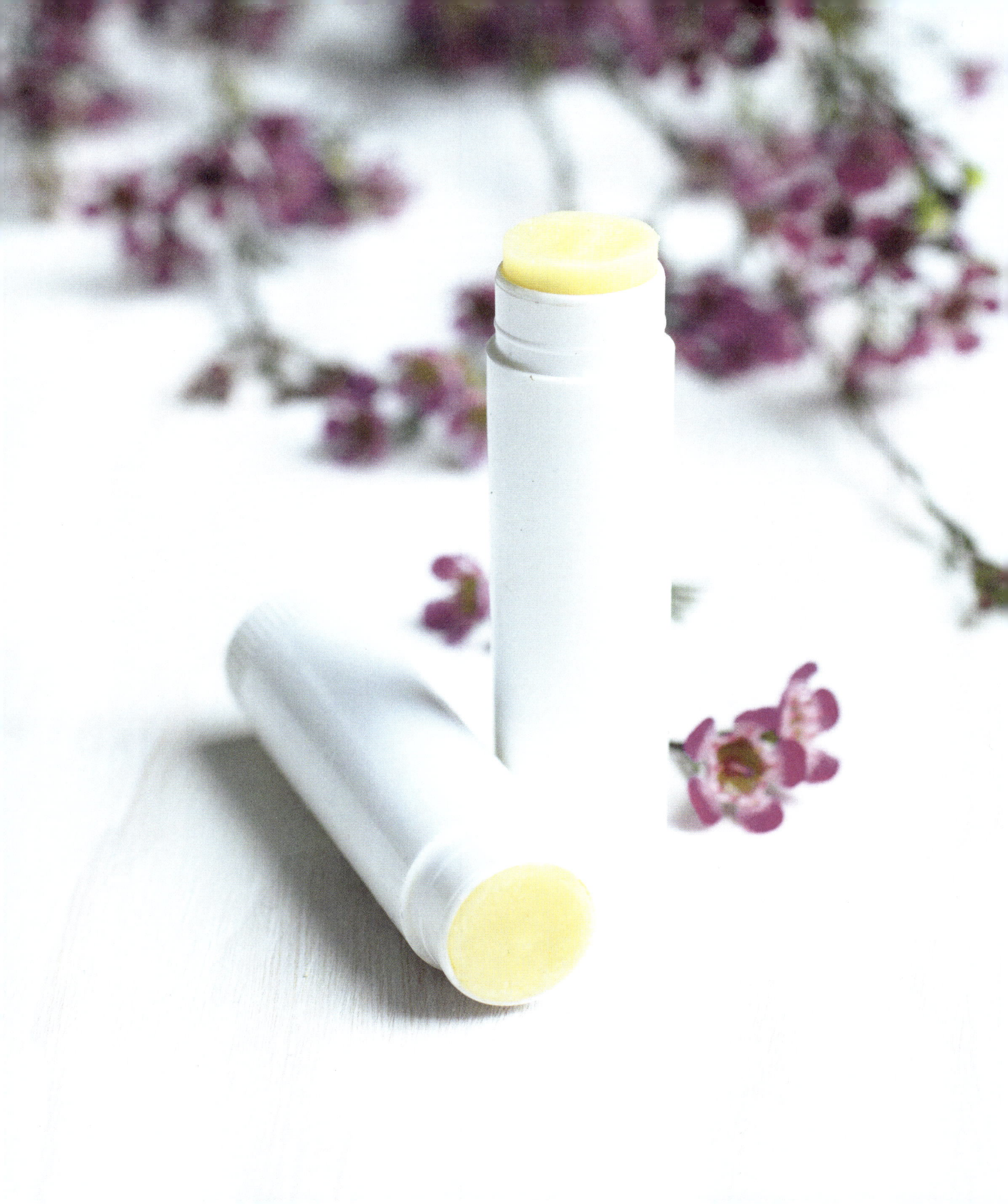

# Basic DRY Shampoo

**Wenn keine Zeit fürs Haarewaschen bleibt, dann ist ein Trockenshampoo die perfekte Lösung. Es befreit Haare und Kopfhaut von Talg und Rückständen und verleiht den Haaren Volumen und mehr Griff. Blitzschnell sehen die Haare nicht mehr strähnig aus. Inzwischen ist ja bekannt: Je öfter man die Haare wäscht, umso schneller werden sie wieder fettig, denn die meisten Produkte trocknen Haare und Kopfhaut aus.**

Geeignet für: **BLONDES UND HELLBRAUNES HAAR**

### Zutaten für ein Glas mit 50 ml

40 g Maisstärke

5 g Zimtpulver

3 TRP ätherisches Öl, z. B. Grapefruit, Orange oder Pfefferminze

### Zubereitungszeit

5 Minuten

### Haltbarkeit

1 Jahr

## Zubereitung:

Vermischen Sie Maisstärke und Zimtpulver in einer kleinen Glasschale gut miteinander.
Geben Sie das ausgewählte ätherische Öl tropfenweise dazu und füllen Sie den Puder in einen Salzstreuer aus Glas, ein Marmeladenglas oder eine Dose.

## Anwendung:

Es ist wichtig, dass die Haare trocken sind, sonst gibt es Klumpen. Legen Sie ein Handtuch über die Schultern oder tragen Sie einen Bademantel. Ziehen Sie mit einem Kamm den ersten Scheitel. Mit einem dicken Puderpinsel verteilen Sie dann das Trockenshampoo – Scheitel für Scheitel – ins ganze Haar.
Lassen Sie es 5 Minuten einwirken und bürsten Sie den Überschuss anschließend gut wieder aus.

## Varianten

**Chocolate Shampoo – für braunes Haar**

40 g Maisstärke
15 g entöltes Kakaopulver
5 g Zimtpulver
10 TRP ätherisches Orangenöl
5 TRP ätherisches Vanilleöl

**Red Clay Shampoo – für rotes Haar**

40 g Maisstärke
20 g rote Tonerde
2 g Hibiskusblüten, im Mixer pulverisiert
2–5 g Kakaopulver, je nach Haarfarbe

**Luxurious White Shampoo – für blondes Haar**

40 g Iriswurzel
15 g Haferflocken
8 g Mandelmehl
30 g weiße Tonerde
Iriswurzel, Haferflocken und Mandelmehl im Mixer sehr fein pulverisieren, die Tonerde dazugeben und alles mit einem Löffel gut mischen.

Vegan

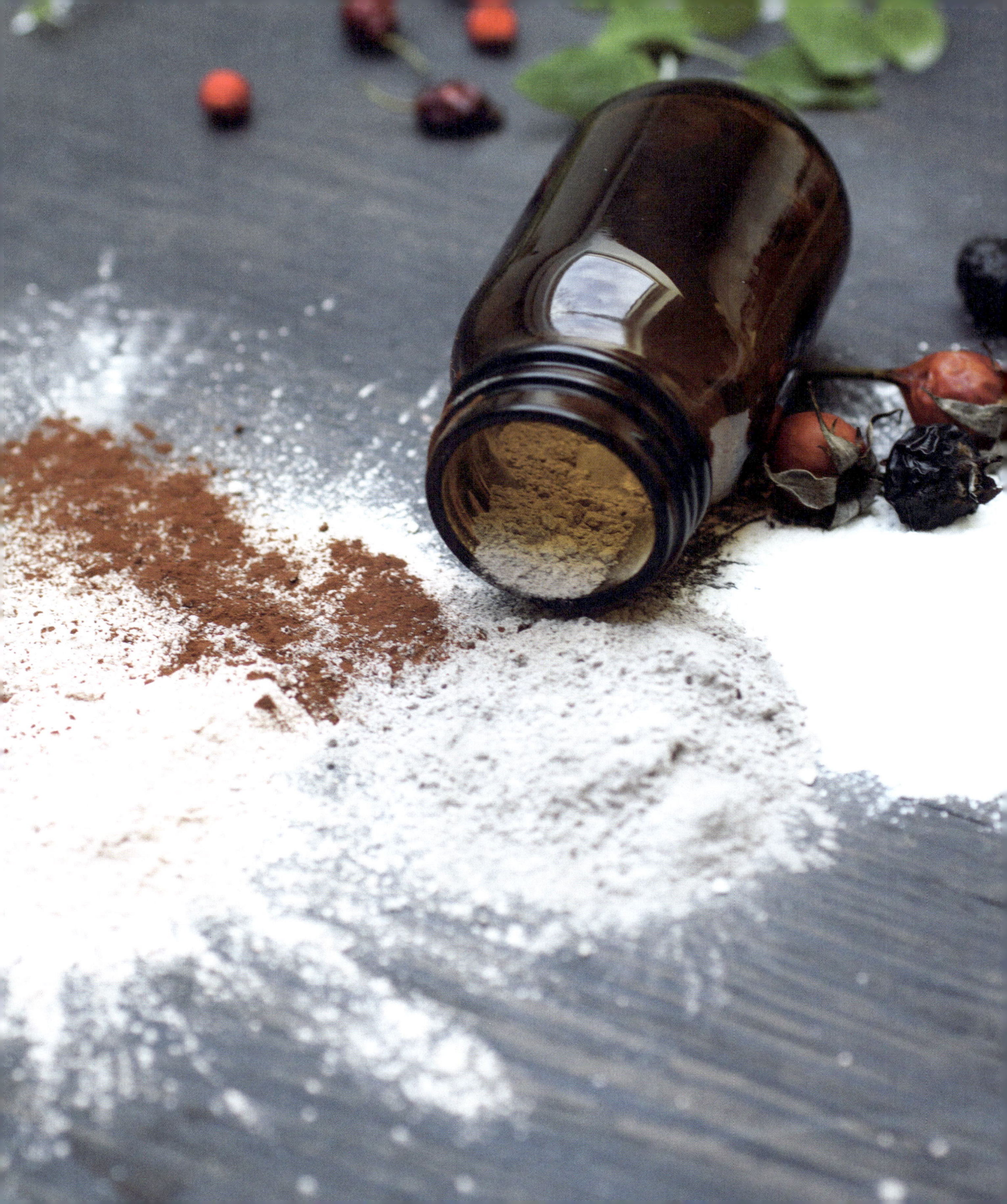

# Hot ARGAN Treatment

**Trockene Heizungsluft, kratzige Bürsten, Mützen, Haarbänder, Glätteisen, Sonne, Wind und Meer – unser Haar ist täglich Strapazen ausgesetzt. Eine nährende, pflegende Ölkur wirkt wahre Wunder, kräftigt die Haare und lässt sie glänzen.**

Geeignet für: **ALLE HAARTYPEN, BESONDERS FÜR STRAPAZIERTE HAARE**

### Zutaten für ein Glas mit 100 ml

4 EL Kokosöl

3 TL Olivenöl

1 ½ TL ungeröstetes Arganöl

3 TRP ätherisches Ylang-Ylang-Öl

### Zubereitungszeit

10 Minuten

+ 2 Stunden Einwirkzeit

### Haltbarkeit

1 Jahr

## Zubereitung:

Lassen Sie das Kokosöl mit dem Olivenöl in einer kleinen Schale im Wasserbad schmelzen.
Nehmen Sie die Schale vom Wasserbad und lassen Sie die Ölmischung kurz auf etwa 30 °C abkühlen. Geben Sie dann das Arganöl und das ätherische Öl dazu. Füllen Sie das Haaröl in eine Flasche ab.

### Tipps

**Quick Hair S.O.S. Treatment**

Pures Kokosöl zwischen den Handflächen schmelzen und einfach in die Kopfhaut einmassieren, die Haare gut durchkämmen und das Öl 30 Minuten einwirken lassen. Mit einem milden Shampoo ausspülen.

**Arganoil Spliss Treatment**

Einfach 2 Tropfen ungeröstetes Arganöl in den Handflächen erwärmen und in die Haarspitzen kneten. Es muss nicht ausgewaschen werden.

## Anwendung:

Legen Sie sich ein Handtuch über die Schultern und erwärmen Sie das Öl auf etwa 35 °C. Verteilen Sie 2–4 EL (je nach Haarlänge) handwarmes Öl in das gesamte trockene Haar. Decken Sie das Haar mit einem Handtuch ab und lassen Sie die Kur etwa 2 Stunden einwirken. In dieser Zeit können Sie in die Sauna gehen, gemütlich fernsehen oder ein Buch lesen.
Waschen Sie die Haare anschließend mit einem milden Conditioner (funktioniert oft besser als Shampoo). Gut ausspülen, gerne mit einem Schuss Apfelessig im letzten Spülwasser.

Vegan

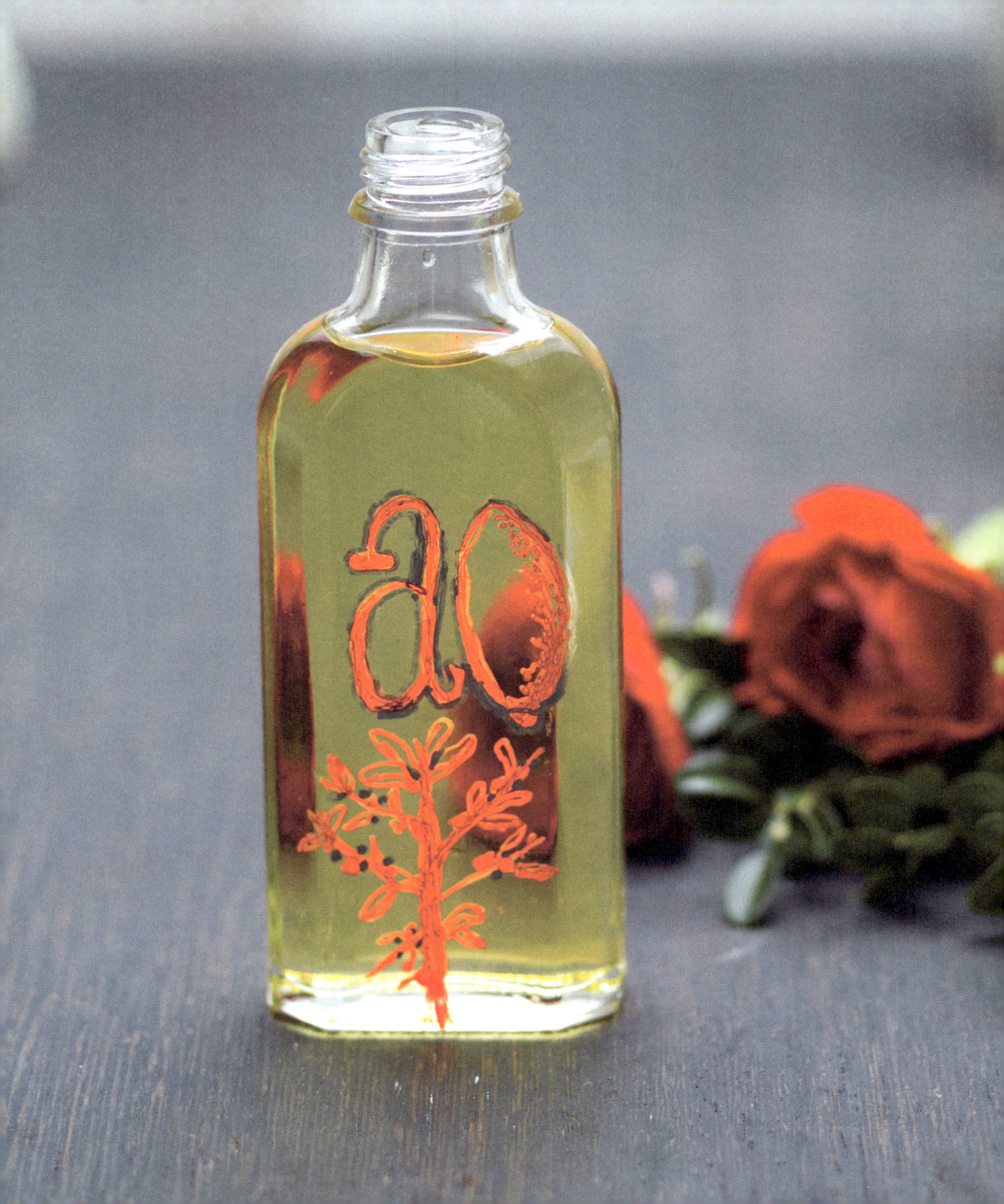

# Arganoil Conditioning Spray

Hier ein Spray-on-Serum mit kostbarem Arganöl; das Öl ist bekannt für seine haarpflegenden Eigenschaften und sein besonderes Talent, Feuchtigkeit zu binden. Dieses Spray pflegt und nährt das Haar und sorgt für Glanz und ein perfektes Stylingergebnis.

Geeignet für: **STRAPAZIERTE HAARE**

### Zutaten für eine Flasche mit Sprühaufsatz mit 100 ml

1 EL ungeröstetes Arganöl

2 EL Jojobaöl

50 ml abgekochtes Wasser

2 Kapseln Vitamin E

5 TRP ätherisches Orangenöl

5 TRP ätherisches Neemöl

### Zubereitungszeit

10 Minuten

### Haltbarkeit

2 Monate im Kühlschrank

## Zubereitung:

Einfacher geht es nicht: Öle, Wasser, Vitamin E (Kapseln aufstechen) und die ätherischen Öle in eine Sprühflasche geben und gut durchschütteln.

### Tipp

**Argan Over Night Treatment**

Diese Haarkur hilft bei strapaziertem Haar, gereizter Kopfhaut sowie Haarausfall.

Geben Sie 10 g ungeröstetes Arganöl, 20 g Jojobaöl, 8 g Rizinusöl, 5 TRP ätherisches Neemöl, 5 TRP ätherisches Ylang-Ylang-Öl und 3 TRP ätherisches Minzeöl in eine Flasche und schütteln Sie diese Mischung gut durch!

Anwendung: Erwärmen Sie 1–2 Tropfen Öl zwischen den Fingerkuppen, massieren Sie es mit sanft kreisenden Bewegungen in die Kopfhaut ein. Wiederholen Sie die Massage, bis die ganze Kopfhaut in den Genuss gekommen ist. Lassen Sie das Öl über Nacht einwirken, legen Sie ein Handtuch auf das Kopfkissen. Waschen Sie das Treatment mit einem milden Shampoo aus.

## Anwendung:

Flasche gut schütteln, eine kleine Menge in das nasse Haar sprühen (fangen Sie in den Spitzen an und kneten Sie dann das ganze Haar durch). Die Haare danach wie gewohnt stylen, das pflegende Spray nicht auswaschen!

Vegan

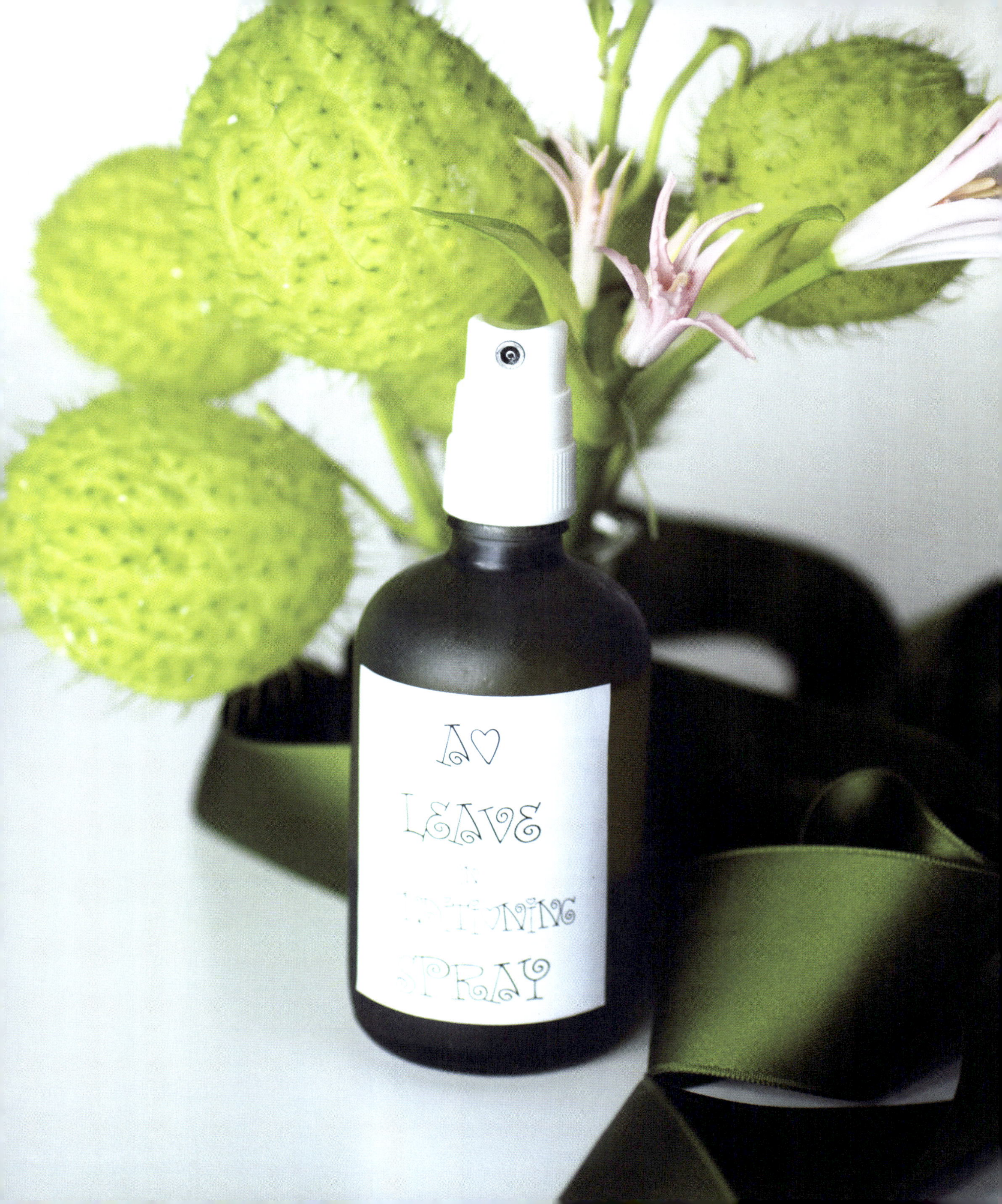
A♡
LEAVE
SPRAY

# Rose Petal Foot Bath

**Ein Fußbad für die Seele? Ja, so fühlt es sich tatsächlich an, wenn man die Blütenblätter im rosafarbenen Wasser schwimmen sieht! Epsomsalz – benannt nach einer Salzquelle und einem Kurort in England – ist pures Magnesiumsulfat und wird auch Bittersalz genannt. Es wirkt pflegend und regenerierend auf der Haut und beruhigt und entspannt: perfekt für müde und strapazierte Füße.**

*Geeignet für:* **ALLE HAUTTYPEN**

## Zutaten für ein Glas mit 200 ml

50 g Backsoda (Natron; Natriumbicarbonat)

50 g Epsomsalz

50 g Himalayasalz

5 TRP ätherisches Lavendelöl

5 TRP ätherisches Patschuliöl

10 g getrocknete Rosenblütenblätter

10 g getrocknete Hibiskusblüten

## Zubereitungszeit

20 Minuten

## Haltbarkeit

1 Jahr

Vegan

## Zubereitung:

Mischen Sie Backsoda, Epsom- und Himalayasalz in einer großen Schüssel mit einem Löffel. Geben Sie die ätherischen Öle tropfenweise dazu und rühren Sie gut um. Lassen Sie die Mischung 5 Minuten stehen, bevor Sie die Blüten dazugeben und alles nochmals gut vermischen. Füllen Sie das Fußbadsalz in ein Glas und freuen Sie sich währenddessen schon auf das erste Bad.

## Anwendung:

Geben Sie 1 Handvoll Salz in eine große Schüssel mit Wasser und genießen Sie das Fußbad 15–20 Minuten. Danach tupfen Sie die Füße mit einem Handtuch trocken – nicht abbrausen oder waschen. So bekommen Sie samtweiche Füße, Hornhaut lässt sich gut entfernen und Nagelhaut leicht lösen. Für noch mehr Entspannung geben Sie 10–15 Glasmurmeln ins Fußbad und lassen die Füße darübergleiten!

## Varianten

**Summer Breeze**

Ersetzen Sie das Himalayasalz durch Totes-Meer-Salz und die Hisbikusblüten durch Kornblumen.

**Cool Sage Summer Feet – für alle, die unter Schweißfüßen leiden**

200 g Meersalz mit 15 frischen Salbeiblättern und 3 TL Pfefferminzblättern in einem Mixer zerkleinern und in einem Glas aufbewahren.

**Happy Feet from Down Under**

100 g getrocknete Pfefferminzblätter
200 g Epsomsalz
abgeriebene Schale von 2 unbehandelten Limetten

**No More Cold Feet**

200 g Totes-Meer-Salz
1 EL getrocknete Rosmarinblätter
1 EL getrocknete Salbeiblätter
1 EL Wacholderbeeren
1 EL getrocknete Thymianblätter

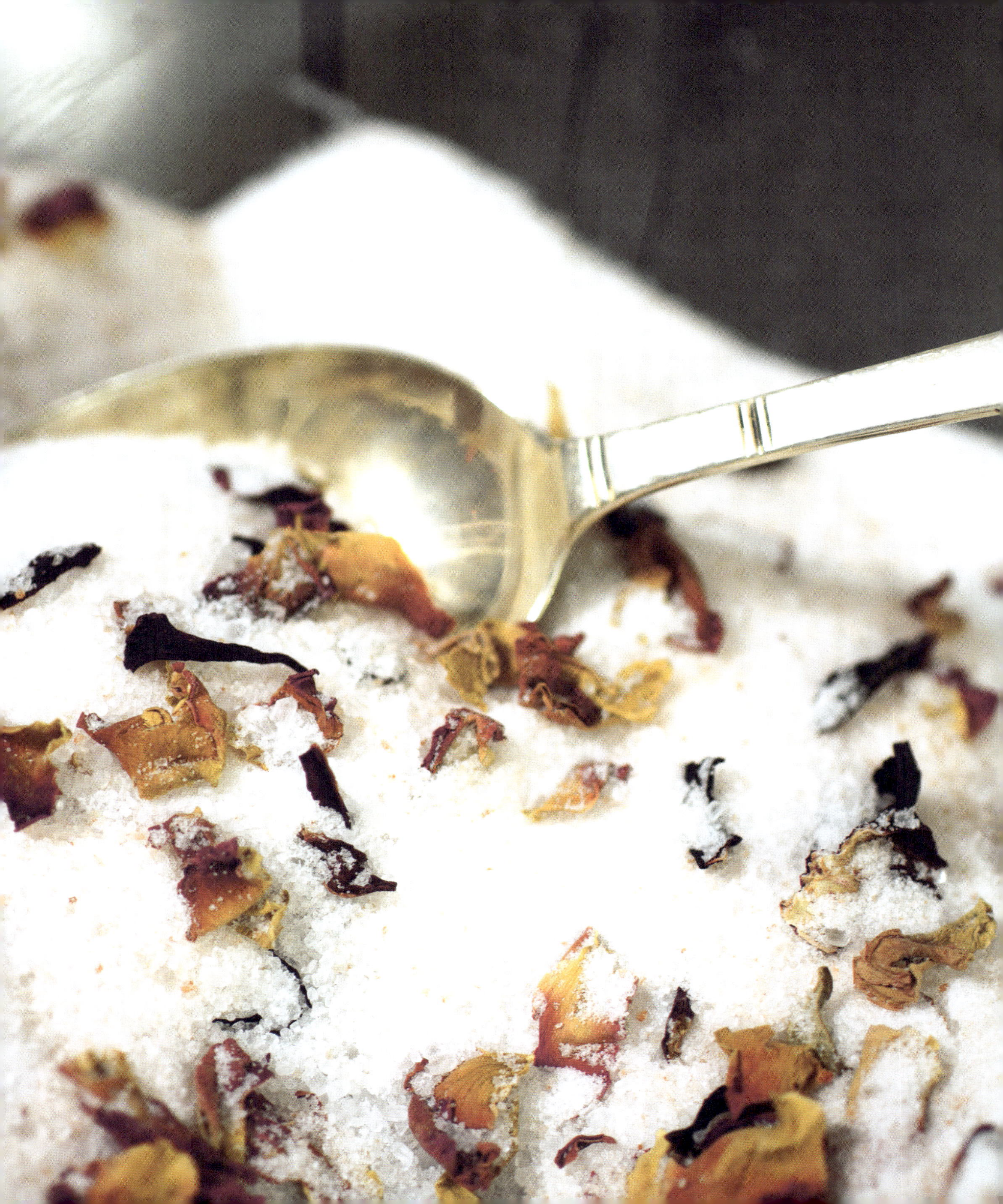

# Kleos BABY Feet

**Um ewig jung zu bleiben, badete Kleopatra jeden Abend in Eselsmilch. Kaiserin Sissi nahm regelmäßig Milchbäder. Aber wussten Sie schon, dass Milchprodukte auch eine Wunderwaffe gegen rissige Hände, Fersen und Schrunden sind? Milchsäure löst Hautschuppen und macht die Haut samtweich. Milchfett beruhigt und bildet einen Schutzfilm. Buttermilch ist reich an Milchsäure: genau das, was trockene Füße und Hände benötigen.**

Geeignet für: **TROCKENE, STARK BEANSPRUCHTE FÜSSE UND HÄNDE**

### Zutaten für ein Fußbad

½ l Milch

½ l Buttermilch

5 g getrocknete Kamillenblüten

2 g getrocknete Ringelblumen

### Zubereitungszeit

5 Minuten

### Haltbarkeit

sofort anwenden, nicht aufbewahren

### Tipp

Für ein Handbad brauchen Sie jeweils die Hälfte der Zutaten.

## Zubereitung:

Mischen Sie Milch und Buttermilch in einem Topf. Erwärmen Sie die Mischung vorsichtig, sie darf auf gar keinen Fall kochen.

Geben Sie die Blüten in die warme Milch, rühren Sie kurz um und nehmen den Topf vom Herd. Legen Sie den Deckel auf und lassen Sie die Blütenmilch 3 Minuten ziehen.

## Anwendung:

Geben Sie die warme Blütenmilch in eine Schüssel, in der beide Füße (oder Hände) nebeneinander Platz haben. Die Füße (oder Hände) 15 Minuten in der Milch baden, kurz abspülen. Die Hornhaut ist jetzt aufgeweicht und lässt sich durch sanftes Feilen leicht entfernen. Am besten wirkt dieses Bad, wenn Sie es ein paarmal in der Woche genießen, bis Füße (und Hände) zu echten Samtpfötchen geworden sind.

## Varianten

**Simply Muuh**

500 ml Milch erwärmen und in die gleiche Menge warmes Wasser geben. Klingt simpel, wirkt aber Wunder für trockene, rissige Füße.

**Winter Muuh!**

300 ml Milch
1 Zimtstange
etwas frisch geriebene Muskatnuss
5 Wacholderbeeren

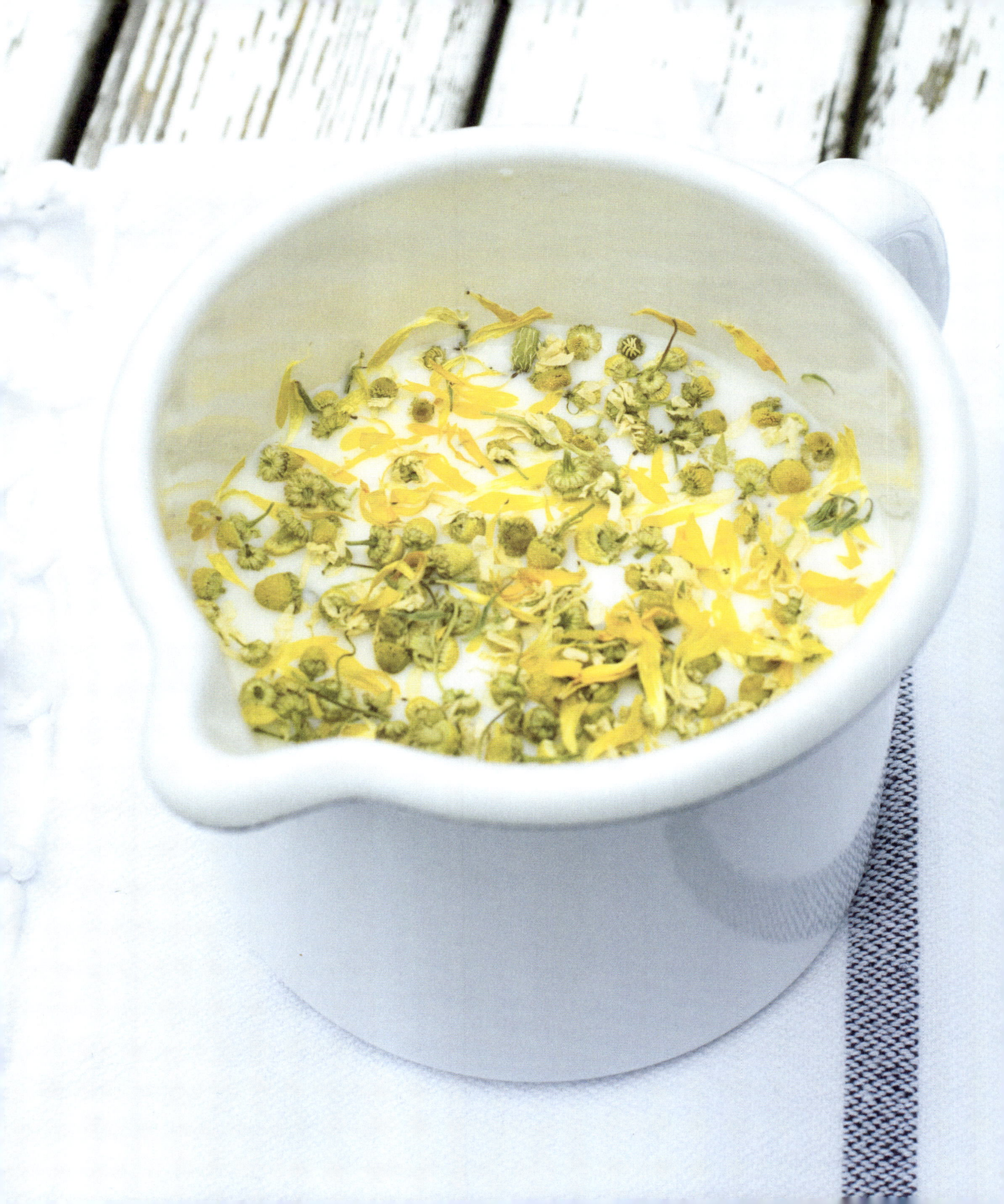

# Green Godess Hands & Feet

**Das ist mein absolutes Lieblingspeeling für samtweiche Hände und Füße. Das Avocadoöl ist eine Nährstoffbombe und eine Intensivpflege für die Füße. Der Duft ist angenehm frisch und klar. Am liebsten mache ich das Peeling kurz vor dem Zubettgehen. Das Avocadoöl zieht nur langsam ein, deswegen ziehe ich gleich Baumwollsocken an.**

*Geeignet für:* **ALLE HAUTTYPEN**

### Zutaten für ein Glas mit 100 ml

125 g feinkörniges Totes-Meer-Salz

4 g getrocknete Apfelminze- oder Minzeblätter

50 ml kalt gepresstes Avocadoöl

### Zubereitungszeit

10 Minuten

### Haltbarkeit

6 Monate

## Zubereitung:

Zerkleinern Sie das Salz und die Apfelminze- oder Minzeblätter im Mixer und geben Sie das Avocadoöl dazu.
Rühren Sie alles einmal gut durch und füllen Sie das Peeling in ein Glas um.

## Anwendung:

Nach einem Hand- oder Fußbad oder nach dem Duschen die Hände und/oder Füße beliebig lange peelen, dann das Peeling nur kurz abspülen.
Anschließend Hände und/oder Füße sanft trocken tupfen.

### Tipp

Als Kur cremen Sie Hände und Füße mit purem Avocadoöl ein und ziehen Baumwollhandschuhe bzw. -socken an. Vorsicht, Hände und Füße sind glitschig.

Vegan

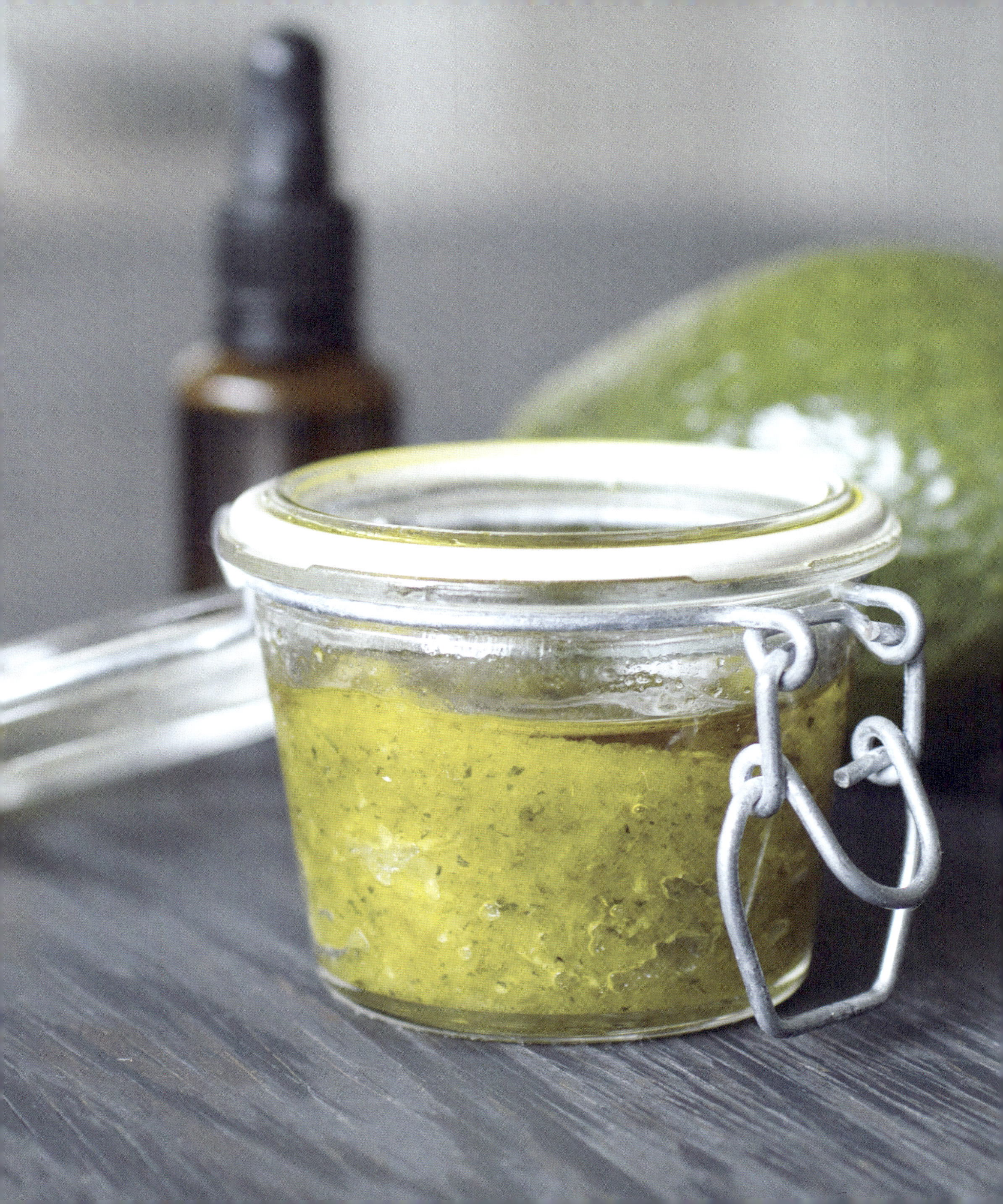

# Good NIGHT Balm

**Dieser Balsam macht samtweiche Hände und Füße, und der herrlich erdige Lavendelduft beruhigt und entspannt – einfach die perfekte Verwöhnung, bevor mann/frau ins Bett geht. Eine gute Nacht macht einen noch besseren nächsten Morgen.**

*Geeignet für:* **ALLE HAUTTYPEN, VOR ALLEM TROCKENE HAUT**

### Zutaten für drei Gläser mit je 25 ml

8 g Lavendelblüten

25 g Kokosöl

25 g Avocadoöl

15 g Bienenwachsperlen

25 g Sheabutter

3 TRP ätherisches Myrrhenöl (für rissige Hände)

### Zubereitungszeit

30 Minuten

### Haltbarkeit

1 Jahr

## Zubereitung:

Geben Sie die Lavendelblüten und das Kokosöl in eine hitzefeste Schale. Den Deckel auflegen und die Schale in das Wasserbad setzen. Erwärmen Sie das Öl mit den Blüten 5 Minuten. Dann nehmen Sie es aus dem Wasserbad.
Sieben Sie die Lavendelblüten durch einen Papierteefilter ab und mischen Sie das Avocadoöl unter.
Schmelzen Sie das Bienenwachs im Wasserbad und geben Sie die Lavendelöl-Mischung dazu. Nehmen Sie die Mischung vom Wasserbad, geben Sie die Sheabutter dazu und rühren Sie alles langsam durch, bis der Balsam anfängt dick zu werden. Jetzt können Sie das ätherische Myrrhenöl dazugeben. Einmal durchmischen und in Gläser abfüllen. Lassen Sie den Balsam mit Küchenpapier zugedeckt abkühlen, bevor Sie die Deckel auflegen. Es besteht sonst die Gefahr, dass er kondensiert.

## Anwendung:

Als pflegende Salbe oder als Kur über Nacht anwenden (Baumwollhandschuhe oder -socken anziehen).

### Tipp

Keine Scheu vor Experimenten: Ersetzen Sie das Avocadoöl durch Mandelöl und verwenden Sie gebleichtes Bienenwachs für einen weißen Balsam. Sie lieben Rosenduft? Dann tauschen Sie die Lavendelblüten gegen Rosenblätter aus. Wenn Sie mehr Öl nehmen, wird der Balsam weicher, 2 g Bienenwachs mehr und er ist fester. Veganer ersetzen das Bienenwachs durch 6 g Carnaubawachs.

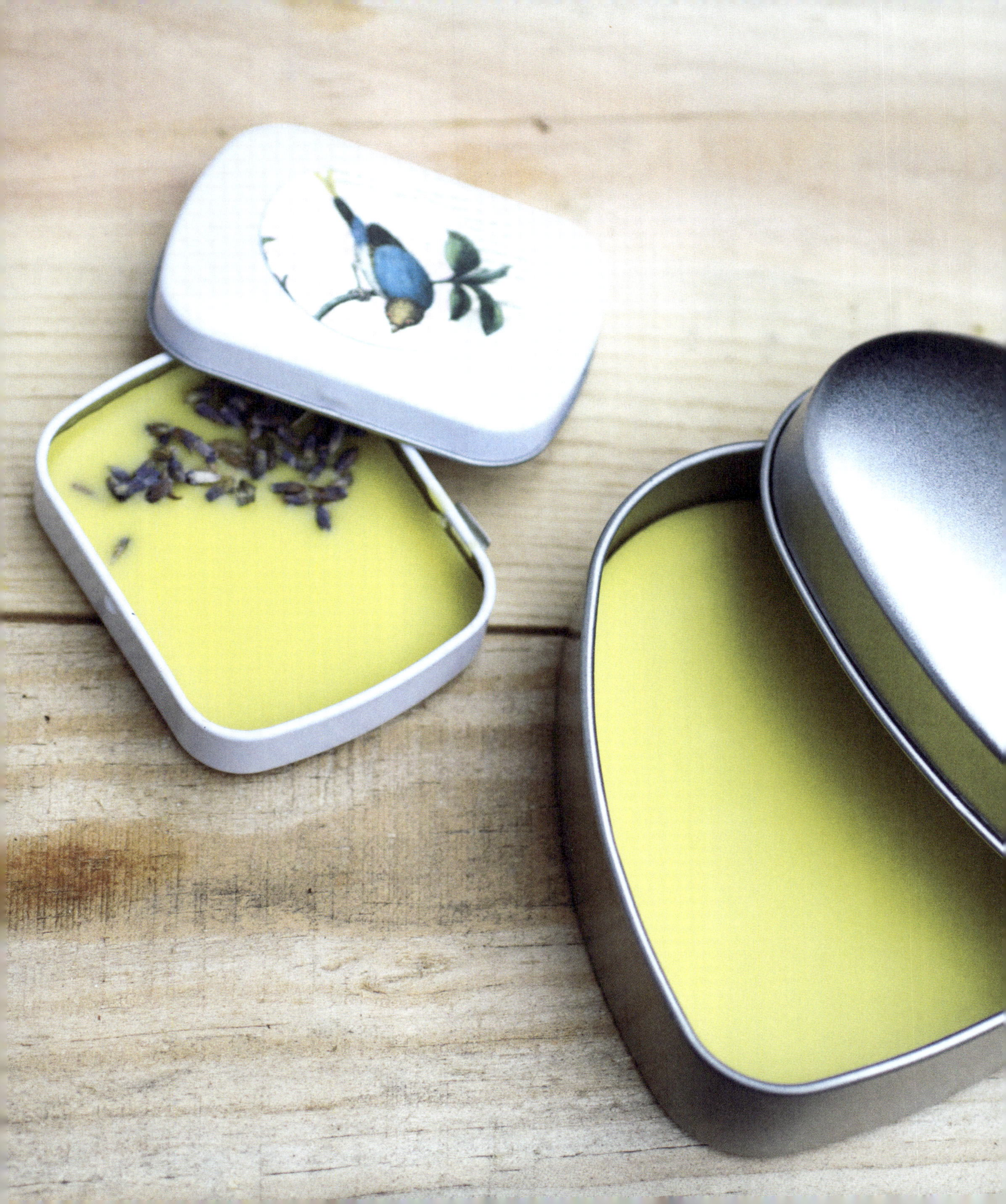

# Das Spa zu Hause

Sie kennen es bestimmt – der Terminkalender ist voll, gefühlte 100 ungelesene Mails und eine ellenlange To-do-Liste ... Wir stehen ständig unter Strom, fühlen uns erschöpft oder gereizt und die Zeit reicht nie aus. Wer viel leistet, darf nicht vergessen, sich Ruhe und Ich-Zeit zu gönnen. Anders können wir nicht die Ziele erreichen, die andere und wir uns gesetzt haben. Es ist Zeit für eine Auszeit! Wenn sich alles zu schnell dreht und wir uns ausgelaugt fühlen, ist es besonders wichtig, sich kleine Ruhepausen zu gönnen: ein duftendes Bad zum Runterkommen, ein pflegendes Körperöl mit einem beruhigenden Duft zum Einmassieren – einfach eine Pause, eine Ruheoase in den eigenen vier Wänden. Gönnen Sie sich ein paar Stunden im Home-Spa, schalten Sie ab. Hier finden Sie Anregungen für einen Spa-Tag alleine, zu mehreren, für den Sommer und die kalte Jahreszeit.

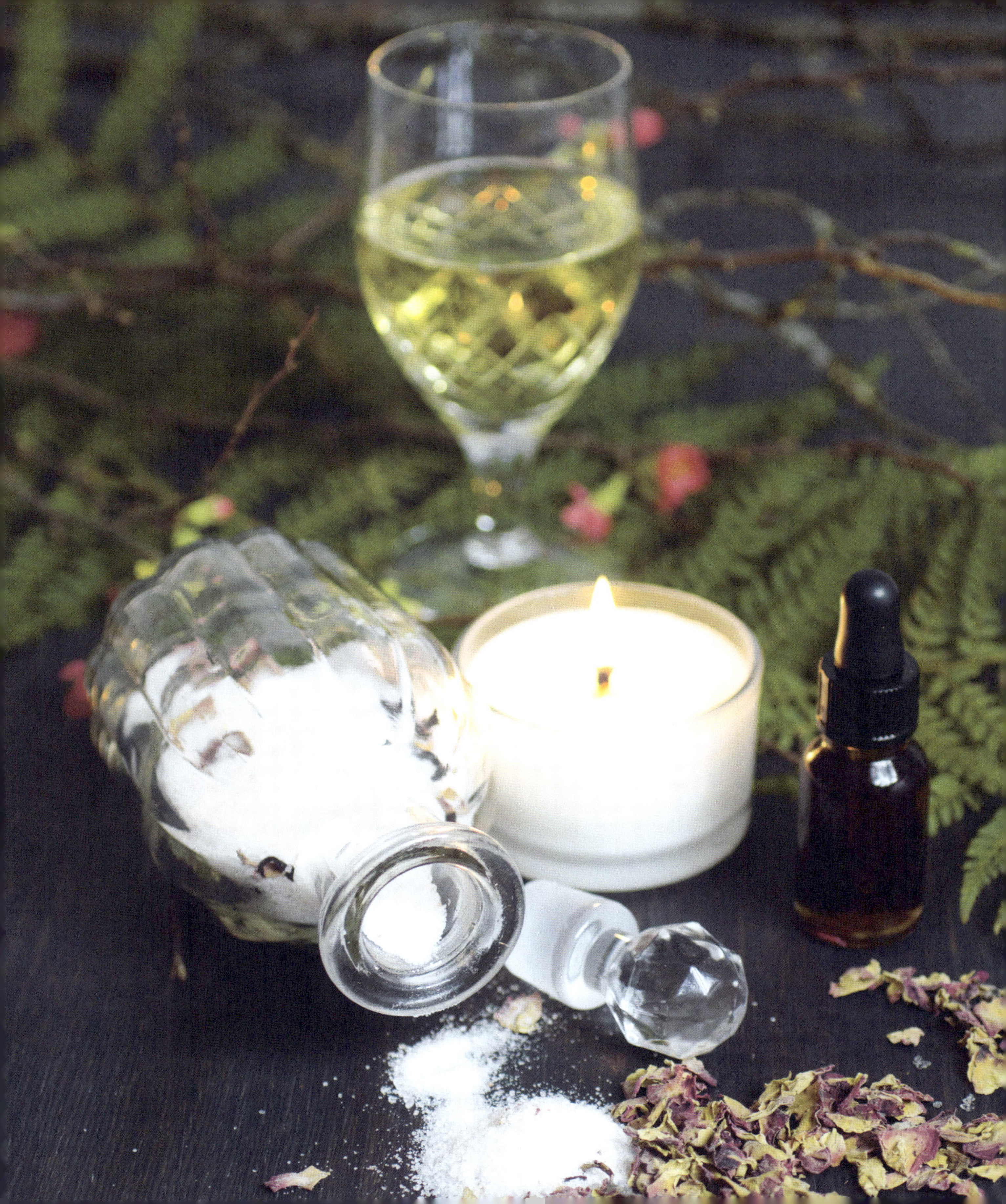

# Luxurious Home Spa

**Wenn alles zu viel wird und man nicht mehr zur Ruhe kommt, ist es allerhöchste Zeit, etwas für sich zu tun. Gönnen Sie sich einen Besuch in Ihrem eigenen luxuriösen Spa und schalten Sie ein paar Stunden ab. Von Kopf bis Fuß gepflegt, entspannt und voller Energie verlassen Sie nach diesen Verwöhnstunden Ihr Badezimmer.**

Zeitaufwand: **2–4 Stunden**

## Zutaten

Allgemein:

2 Glasschalen, groß und klein

Handtücher, Waschlappen

Bademantel

warme Socken/Pantoffeln

Kosmetiktücher

Wattepads

Fächerpinsel

Nagelfeile

Buch, Zeitschriften, Musik

Kerzen (gerne eine Duftkerze)

Blumen

Getränke:

Wasser

Orangensaft

Tee und/oder Sekt

Anwendungen:

Haarkur Hot Argan Treatment (siehe S. 108)

Peeling, z. B. Lemon Peeling (siehe S. 60)

Gesichtsöl OCMy God (siehe S. 84–85)

Thermoskanne mit heißem Kamillentee

Gesichtsmaske mit Tonerde (siehe S. 86), Joghurt zum Anrühren

Augencreme For your Eyes only (siehe S. 94)

Gesichtscreme Rich Dew (siehe S. 92)

Lieblings-Badezusatz (siehe S. 70–76)

Körperöl, Körperbutter oder Bodylotion (siehe S. 42–58)

Hand- und Fußbalsam Good Night Balm (siehe S. 118)

## Vorbereitung:

Planen Sie Ihren Verwöhntag eine Weile im Voraus: Melden Sie sich ab, schalten Sie das Handy und die Haustürklingel aus. Stellen Sie sicher, dass Sie nicht gestört werden. Die Familie schicken Sie am besten in den Zoo, ins Kino oder zu Freunden. Räumen Sie alles weg, was beim Entspannen stört oder an die Arbeit erinnert – jetzt wird sich erholt und gepflegt. Die Akkus werden aufgeladen, Haut und Seele sanft gestreichelt.
Gestalten Sie das Bad wie im Luxus-Wellnesshotel: Legen Sie viele flauschige Handtücher bereit, zünden Sie eine Duftkerze an, stellen Sie weitere Kerzen dazu, schmücken Sie das Bad mit frischen Blumen und sorgen Sie für die richtige Stimmung mit einer Auswahl Ihrer Lieblingsmusik. Klassische Musik eignet sich besonders gut zum Entspannen. Bereiten Sie eine Thermoskanne mit Kamillentee für ein Gesichtsdampfbad zu, platzieren Sie die Getränke in Reichweite. Stellen Sie alle Anwendungen bereit. Natürlich können Sie auch nur einen Teil der Vorschläge übernehmen; ganz, wie Sie möchten und wie es Ihre Zeit erlaubt. Überprüfen Sie noch einmal, ob alles da ist, was Sie benötigen: Waschlappen, Nagelfeilen, Masken, Kosmetiktücher usw.

# Ablauf:

**Haarkur:** Beginnen Sie mit einer warmen Haarkur – dem Hot Argan Treatment. Geben Sie das Haaröl ins trockene Haar und decken Sie es mit einer Plastiktüte und einem warmen nassen Handtuch ab.

**Körperpeeling:** Jetzt nehmen Sie eine heiße Dusche und machen ein Ganzkörperpeeling. Massieren Sie den ganzen Körper gut durch und brausen Sie das Peeling kurz ab. Kuscheln Sie sich in den Bademantel und ziehen Sie Socken oder Pantoffeln an. Jetzt ist es Zeit, sich dem Gesicht zu widmen.

**Gesichtsreinigung:** Reinigen Sie das Gesicht mit dem milden Reinigungsöl OCMY God, passend zu Ihrem Hauttyp. Lassen Sie ein Bad mit Ihrem Lieblings-Badezusatz ein und genießen Sie, während die Wanne voll läuft, ein Gesichtsdampfbad.

**Gesichtsdampfbad:** Geben Sie den heißen Kamillentee in das Waschbecken und setzen Sie sich auf einen hohen Stuhl ganz nah ans Becken. Decken Sie Gesicht und Kopf mit einem Handtuch ab und genießen Sie 5–10 Minuten ein Gesichtsdampfbad (es ist besser, das Dampfbad im Waschbecken zu machen als in einer Schale; das Handtuch könnte sich verheddern und die Schüssel mit dem heißen Kamillentee umkippen). Das warme Dampfbad öffnet die Poren und aktiviert den Stoffwechsel, die Haut ist jetzt bereit für eine reinigende Maske.

**Maske & entspannendes Bad:** Rühren Sie die Maske mit Wasser oder Joghurt an und tragen Sie sie auf das Gesicht auf. Legen Sie sich anschließend in die Badewanne. Die Maske soll nicht antrocknen; wenn die Gesichtshaut anfängt zu spannen, befeuchten Sie die Maske leicht mit einem warmen Waschlappen. Nach dem Bad nehmen Sie die Gesichtsmaske ab, um anschließend unter der Dusche die Haarkur auszuspülen. Cremen Sie Körper und Gesicht gut ein und genießen Sie dieses unglaublich entspannte und gepflegte Gefühl.

**Maniküre/Pediküre:** Wer Zeit und Lust hat, macht jetzt eine Maniküre und eine Pediküre (siehe Seite 130–132). Füße und Hände zum Abschluss gut eincremen.

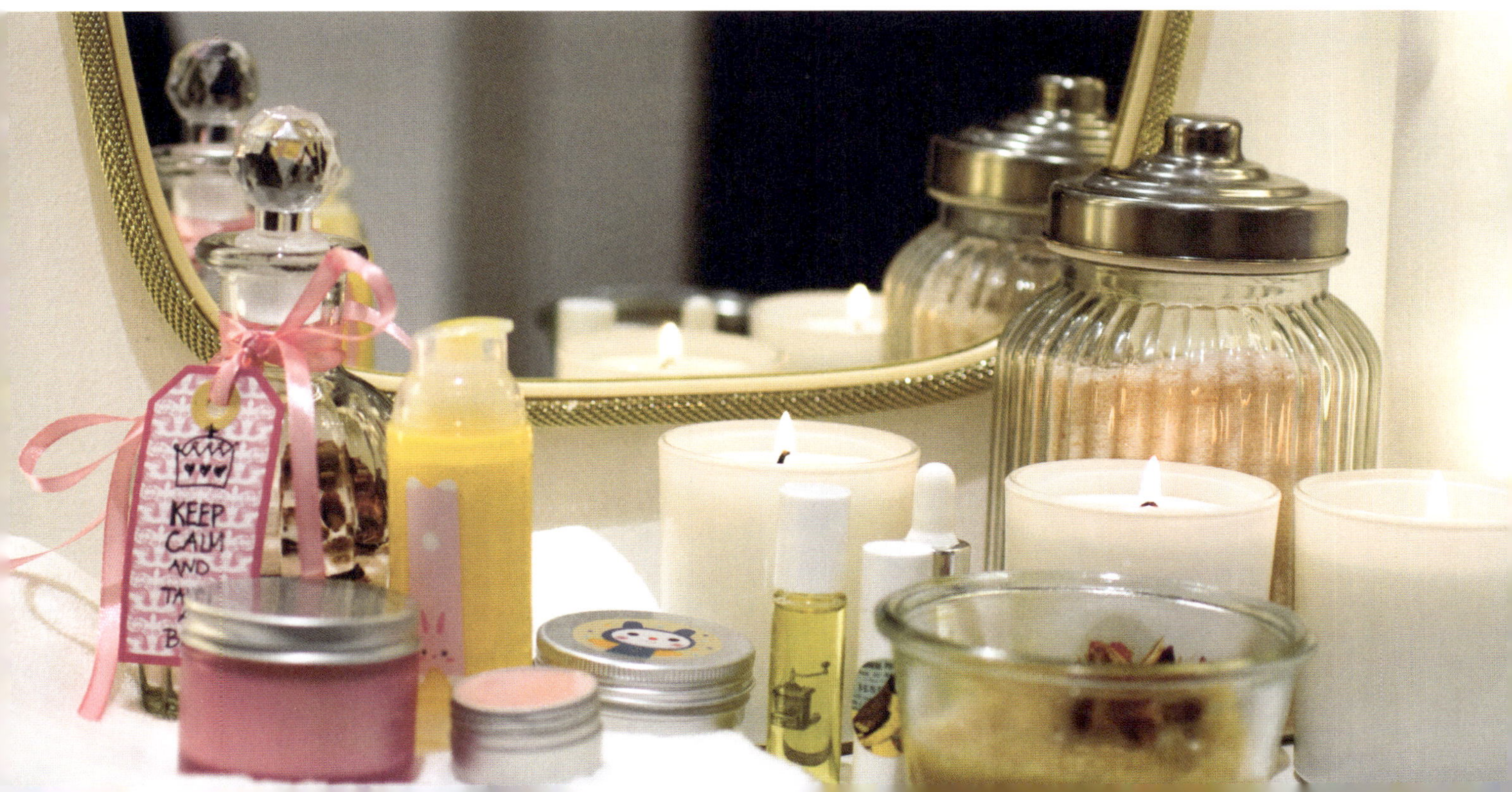

# Queen FOR A Day

**Laden Sie Ihre liebsten Freundinnen zu einem verwöhnenden Home-Spa-Tag ein. Wählen Sie ein schönes Thema aus, zum Beispiel „Queen for a Day“, versenden Sie passend gestaltete Einladungen und genießen Sie zusammen entspannende Stunden.**

## Zeitaufwand: ETWA 3 STUNDEN

### Zutaten

**Allgemein:**
2 Glasschalen, groß und klein (pro Person)
Handtücher, Waschlappen
Kosmetiktücher, Wattepads
Handspiegel
Nagelfeilen
Blüten als Deko
Musik

**Smoothie (pro Person):**
100 g Himbeeren
150 g Joghurt
½ TL Vanillezucker
pinker Strohhalm als Deko

**weitere Getränke:**
Rosé-Sekt
Rharbarbersaft
Hibiskustee

**Anwendungen:**
Gesichtsöl Clean me up (siehe S. 85)
Gesichtsmaske Pink Glow (siehe S. 86), Joghurt zum Anrühren
Peeling Soo Soft (siehe S. 88, Tipp)
Rosenhydrolat
Gesichtsserum Skin Food (siehe S. 90)
Peeling So Pretty in Pink (siehe S. 68)

**Dampfbad Queen Steam:**
2 l Wasser
3 EL Rosenblüten
3 EL Lavendelblüten

**Fuß- und Handbad:**
Murmeln, Meersalz
Rosenblätter und -knospen
Milch (ca. 200 ml pro Person)

### Vorbereitung:

Dekorieren Sie Ihre Wohnung als Spa. Am besten halten Sie alles in einer Farbskala (z. B. in Pink oder Königsblau). Verteilen Sie farblich passende Blüten, suchen Sie entspannende Musik aus und legen Sie Handtücher, Wattepads, Kosmetiktücher und Handspiegel bereit.
Überlegen Sie sich, welche Anwendungen Sie Ihren Freundinnen anbieten möchten und was Sie dafür benötigen. Hier ein paar Vorschläge aus dem Rezeptteil: Rosenhydrolat, Soft-Pink-Peeling, Clean-me-up-Öl und Pink-Glow-Maske.
Bereiten Sie ein Queen-Steam-Gesichtsdampfbad vor: Kochen Sie 2 Liter Wasser auf und geben Sie 3 EL Rosenblüten und 3 EL Lavendelblüten dazu. Lassen Sie es 5 Minuten köcheln, bevor Sie die Blüten abseihen und die Mischung in zwei Thermoskannen füllen.
Für ein Fußbad mischen Sie in einer große Schale Meersalz und Rosenblätter und füllen die Mischung in ein Glas um. Stellen Sie für später zwei Thermosflaschen mit warmem Wasser bereit.
Für ein Handbad bereiten Sie Folgendes vor: Erwärmen Sie Milch und eine Handvoll Rosenknospen 5 Minuten lang in einem Topf mit aufgelegtem Deckel.
Stellen Sie alle Produkte auf einem Tisch bereit.
Bereiten Sie einen Smoothie vor: Waschen Sie pro Person 100 g Himbeeren und pürieren Sie diese mit 150 g Joghurt und ½ TL Vanillezucker. Servieren Sie das Getränk dekoriert mit einem pinken Strohhalm in einem hübschen Glas. Stellen Sie auch die anderen Getränke bereit.

## Ablauf:

**Smoothie:** Zu Begrüßung reichen Sie Ihren Gästen den pinken Smoothie. Zusätzlich stehen Rosé-Sekt, Rhabarbersaft und Hibiskustee bereit.

**Gesichtsreinigung:** Beginnen Sie mit der Gesichtsreinigung. Verwenden Sie hierfür das Öl Clean me up, eine kleine Schale mit warmem Wasser und einen Waschlappen.

**Dampfbad:** Die frisch gereinigte Haut wird nun mit einem Dampfbad, dem Queen Steam, verwöhnt. Geben Sie jeder Queen 100–200 ml von der Mischung in eine große Schale. Alle genießen dann für 5 Minuten schweigend den Dampf, am besten mit einem Handtuch über Kopf und Schüssel. Vorsicht, verwenden Sie keinesfalls kochend heißes Wasser – die Verbrennungsgefahr ist groß!

**Gesichtsmaske:** Tragen Sie die Maske Pink Glow mit Joghurt auf die Haut auf. Lassen Sie die Maske 5–10 Minuten einwirken und nehmen Sie sie anschließend mithilfe des Waschlappens und lauwarmem Wasser wieder ab.

**Gesichtspflege:** Jetzt ist Zeit für einen besonderen Luxus, der für einen frischen, strahlenden Teint sorgt. Wenden Sie das Soo-Soft-Peeling als Tiefenreinigung an, gefolgt von einem feuchtigkeitsspendenden Toner, dem Rosenhydrolat. Als krönender Abschluss wird ein wohltuendes Gesichtsserum (Skin Food) aufgetragen.

**Hand- und Fußbad:** Jetzt kommt die Kür! Stellen Sie für jede Queen eine große Schale auf den Boden; als Unterlage empfiehlt sich ein großes Handtuch. Für einen besonderen Genuss legen Sie Murmeln in die Schale. Das sieht schön aus und ist gleichzeitig eine wunderbare Fußmassage. Geben Sie 1 ½ Liter warmes Wasser und 1 Handvoll Rosen-Fußsalz in jedes Fußbad. Gleichzeitig werden die Hände mit einem Rosen-Milch-Handbad verwöhnt. Geben Sie etwa 200 ml in eine kleine Schale und genießen Sie das Handbad 5–10 Minuten lang. Anschließend spülen Sie die Hände kurz ab und verwöhnen sie mit dem Peeling So Pretty in Pink. Danach kurz mit lauwarmen Wasser abspülen – voilà, die Hände sind perfekt gepflegt!

**Nagelpflege:** Feilen Sie die Nägel in Form und schieben Sie die Nagelhaut sanft zurück.

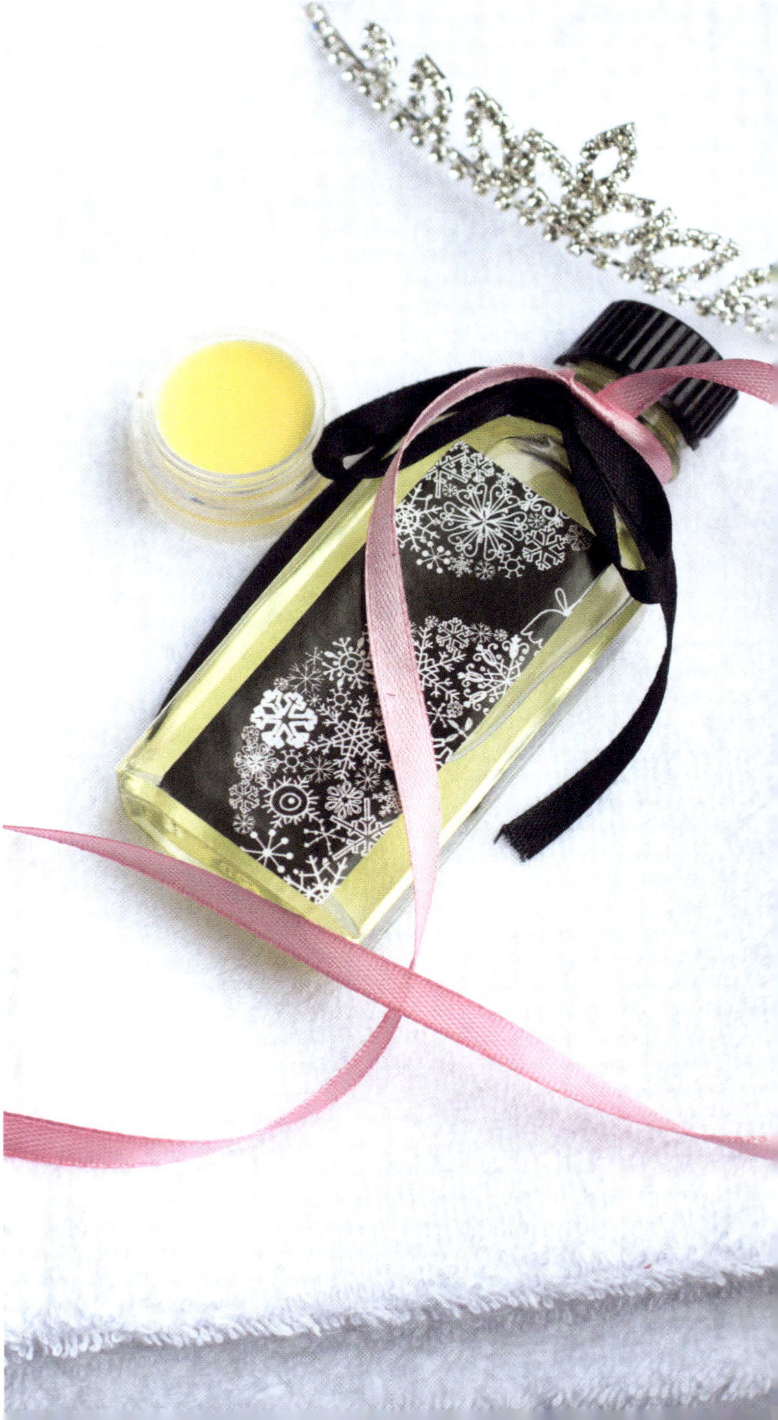

# Speed Spa FOR MEN

**Natürlich können Sie sich als Mann auch das volle Programm (siehe Seite 122) gönnen! Aber wenn es etwas schneller gehen soll: hier ein wohltuender Schnellwaschgang. Verzichten Sie einfach auf Kerzen und Blüten, wenn das nicht Ihr Ding ist!**

## Zeitaufwand: 1–2 Stunden

### Zutaten

**Allgemein:**

Handtücher

Waschlappen

Bademantel

Nagelfeile

Bimsstein

große Glasschale

Shampoo, Duschgel

Musik

**Getränke:**

Wasser

Tee

Bier

frisch gepresster Orangensaft

**Anwendungen:**

Peeling Lean Bean Coffee Scrub (siehe S. 64)

Gesichtsöl OCMy God (siehe S. 84–85)

Gesichtsmaske Black Jack (siehe S. 86), Joghurt zum Anrühren

Hot Argan Beard Treatment (für bärtige Männer, siehe S. 108)

Gesichtsserum Skin Food (siehe S. 90)

Badezusatz (siehe S. 70–76) oder Fußbad Cool Sage (siehe S. 112)

Lavendelhydrolat

Hand- und Fußbalsam Good Night Balm (siehe S. 118)

### Vorbereitung:

Planen Sie Ihren Verwöhntag im Voraus: Melden Sie sich ab, schalten Sie Ihr Handy aus, stellen Sie sicher, dass Sie nicht gestört werden – weder vom Chef noch von der Familie. Jetzt wird entspannt! Die Akkus werden wieder aufgeladen, die Haut wird gepflegt und die Seele gestreichelt.

Gestalten Sie das Bad wie im Luxus-Wellnesshotel: Legen Sie viele große Handtücher bereit, zünden Sie eine Duftkerze an, wenn Sie das mögen. Ansonsten können Sie auch eine nichtduftende Kerze anmachen – das Licht ist so schön und beruhigend. Sorgen Sie für wohltuende Stimmung mit Ihrer Lieblingsmusik, wählen Sie eher etwas Ruhiges aus.

Füllen Sie das Lavendelhydrolat in eine Sprühflasche und holen Sie Joghurt für die Maske aus dem Kühlschrank.

Stellen Sie die Getränke – je nach Belieben Wasser, Tee, Bier oder einen frisch gepressten Orangensaft – in Reichweite.

Überprüfen Sie, bevor Sie loslegen, ob alles, was Sie benötigen, vorhanden ist: Waschlappen, Nagelfeile, Bimsstein usw.

# Ablauf:

**Dusche & Körperpeeling:** Nehmen Sie eine heiße Dusche und genießen Sie ein wohltuendes Peeling mit dem Lean Bean Coffee Scrub. Massieren Sie den ganzen Körper durch und brausen Sie das Peeling gut ab. Schlüpfen Sie in den Bademantel.

**Gesichtsreinigung:** Reinigen Sie das Gesicht mit dem milden Reinigungsöl OCMy God und einem warmen Waschlappen. Rühren Sie die Black-Jack-Maske mit Joghurt an und tragen Sie sie auf das Gesicht auf, die Augenpartie bitte aussparen. Falls Sie einen Bart haben, bietet sich ein verwöhnendes Hot Argan Beard Treatment an.

**Voll- oder Fußbad:** Jetzt können Sie entweder in die Badewanne steigen oder mit einem kurzen Salbei-Fußbad entspannen. Die Maske soll nicht antrocknen, befeuchten Sie sie leicht mit einem warmen Waschlappen, wenn die Gesichtshaut anfängt zu spannen. Nach dem Bad oder Fußbad nehmen Sie die Gesichtsmaske mit einem warmen Waschlappen ab.

**Gesichtspflege:** Waschen Sie gegebenenfalls die Bartmaske mit einem milden Shampoo gut aus. Auf das noch feuchte Gesicht sprühen Sie großzügig das Lavendelhydrolat. Wärmen Sie 2–3 Tropfen Gesichtsserum zwischen den Handflächen an und tragen Sie es auf. Diese perfekte Gesichtspflege regeneriert und feuchtet die Haut an, ohne zu kleben.

**Maniküre/Pediküre:** Nach dem Voll- oder Fußbad können Sie die Fingernägel in Form feilen. Dann Nägel und Nagelhaut mit Olivenöl massieren. Jetzt ist auch der ideale Zeitpunkt, um die Fußnägel in Form zu feilen und die Füße zu pflegen. Entfernen Sie tote Haut mit einem Bimsstein und cremen Sie anschließend Hände und Füße gründlich ein.

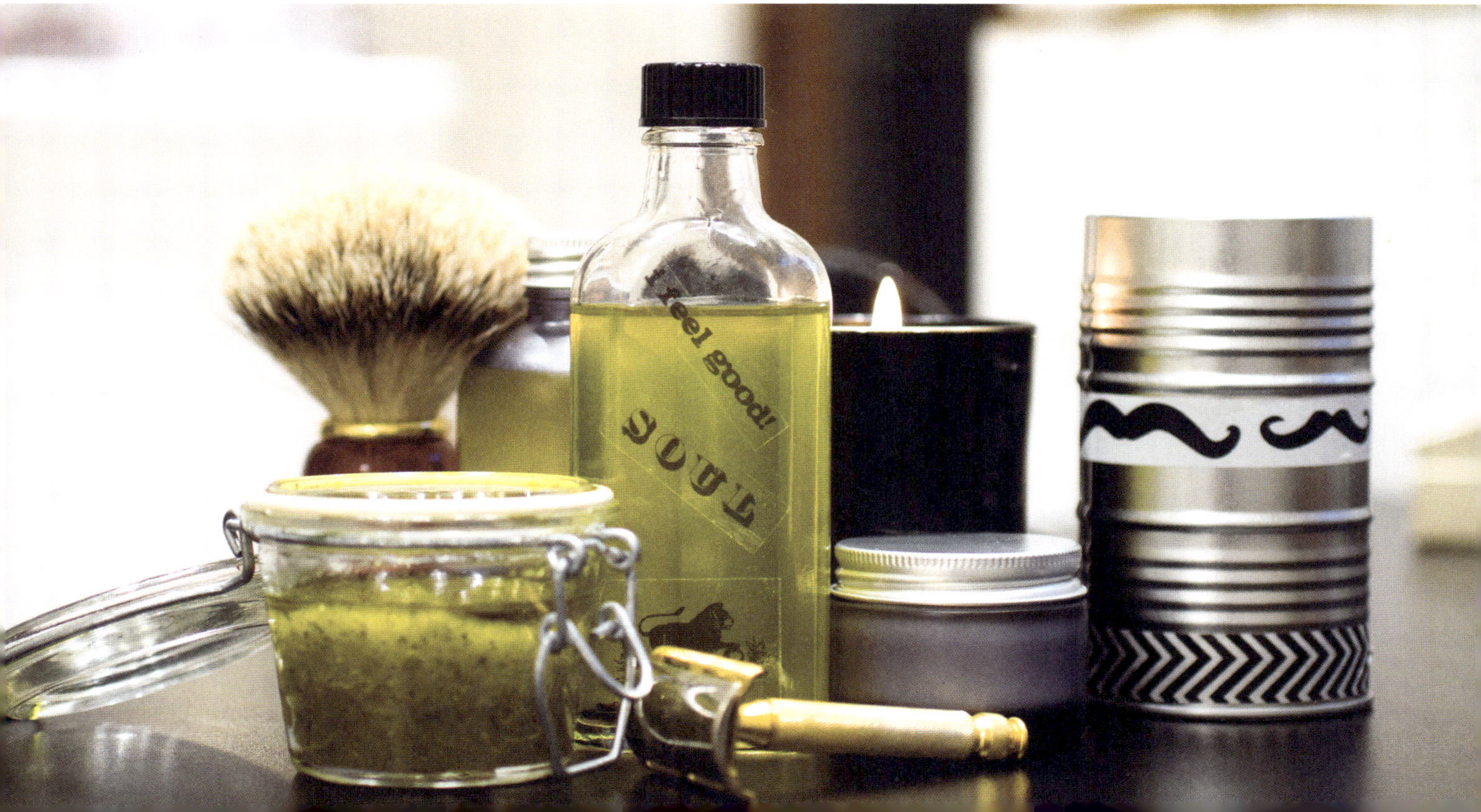

# Perfect SPA Date

**Zeit zu zweit kann gleichzeitig aufregend und erholsam sein: Verwöhnen Sie sich und Ihren Liebsten mit einem Home-Spa-Tag. Stellen Sie sicher, dass Sie nicht gestört werden, weder vom Telefon noch von den Kindern. Füllen Sie den Kühlschrank mit Getränken und bereiten Sie den Brunch soweit wie möglich vor.**

Zeitaufwand: **2–4 STUNDEN**

## Zutaten

Allgemein:
Handtücher
ein passender Film
Lieblingsmusik
Kerzen, gerne eine Duftkerze
Blumen
2 kuschelige Bademäntel
warme Socken/ Pantoffeln

Brunchbuffet:
Joghurt
Müsli
Brötchen
Butter
Marmelade
Käse
Schinken
Räucherlachs
Obst
Gemüse
Pralinen

Getränke:
Gemüsesaft
Tee
Kaffee
Sekt
Servietten, Teller und Gläser

Anwendungen:
Peeling, z. B. Coconut Lime Scrub (siehe S. 62)
Lieblings-Badezusatz (siehe S. 70–76)
Lieblings-Massageöl (siehe S. 42–52)

## Vorbereitung:

Planen Sie Ihren Verwöhntag im Voraus: Melden Sie sich ab, schalten Sie Ihr Handy aus, stellen Sie sicher, dass Sie nicht gestört werden – Kinder schicken Sie am besten zu Oma und Opa oder zu Freunden. Räumen Sie alles weg, was nicht zum Verwöhnprogramm gehört oder an Arbeit und schnöden Alltag erinnert. Jetzt wird entspannt und alle Sinne sind auf Verwöhnung eingestellt.
Kaufen Sie einen Tag im Voraus alles ein, was Sie sich für einen luxuriösen Brunch wie im feinsten Wellnesshotel wünschen: Obst, Marmelade, Müsli, Räucherlachs, Joghurt, Sekt – was auch immer Sie am liebsten gemeinsam genießen. Stellen Sie den Sekt kalt und besorgen Sie Pralinen.
Gestalten Sie Bad und Schlafzimmer wie im Wellnesshotel: Legen Sie viele flauschige Handtücher bereit, stellen Sie eine Duftkerze auf – natürlich nur, wenn Ihr Liebster das auch mag. Sorgen Sie mit Musik für die richtige romantische Atmosphäre und dekorieren Sie alles mit weiteren Kerzen und Blumen. Pralinen, Getränke, schöne Gläser und Ihr Lieblings-Massageöl platzieren Sie neben dem Bett.
Bereiten Sie Kaffee oder Tee zu und pressen Sie Orangen aus. Decken Sie den Tisch mit Blumen, Kerzen, Servietten und schönen Tellern ein.

## Ablauf:

**Brunch:** Starten Sie das perfekte Spa-Date mit einem genussvollen und liebevollen Brunch im Bademantel, ohne Handy, Tablet, Zeitungen und Zeitdruck. Ob Sie am Tisch oder im Bett brunchen, bleibt Ihnen überlassen.

**Outdoor-Programm:** Jetzt ab an die frische Luft – machen Sie einen langen Spaziergengang oder eine aktivierende Radtour. Auf alle Fälle sollten Sie gemeinsam raus in die Natur. Im Sommer bietet sich an, Brunch und frische Luft mit einem romantischen Picknick zu verbinden.

**Baden/Duschen:** Wieder daheim, nehmen Sie gemeinsam eine ausgiebige heiße Dusche und verwöhnen sich gegenseitig mit einem Ganzkörperpeeling. Massieren Sie Ihren Partner am ganzen Körper und brausen Sie das Peeling kurz ab. Falls Sie beide möchten, können Sie das Verwöhnprogramm natürlich jederzeit mit einer Maske oder einer Kopfmassage mit anschließender Haarwäsche ergänzen. Anschließend bietet sich ein gemeinsames Bad im Kerzenschein an.

**Massage:** Breiten Sie große Handtücher auf dem Bett aus und genießen Sie eine Verwöhnmassage mit dem jeweiligen Lieblings-Massageöl. Gibt es eine angenehmere Art der Entspannung? Bleiben Sie danach einfach noch eine Weile im Bett oder schauen gemeinsam einen (Liebes-)Film an.

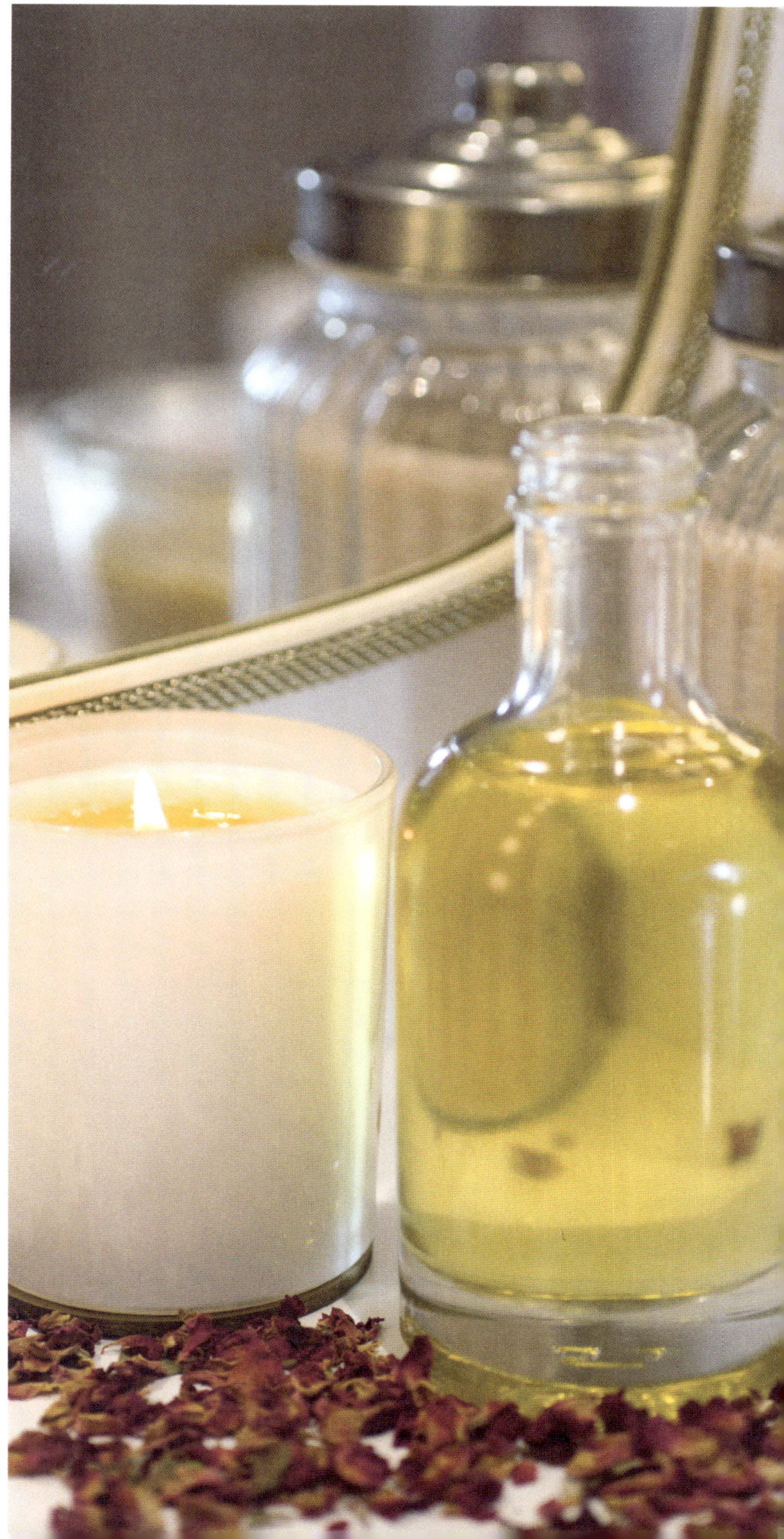

# Hands On Spa

**Ob einmal pro Woche oder einmal im Monat – wie der Rest des Körpers verdienen auch unsere Hände regelmäßig Pflege und Zuwendung. Maniküre ist eine der schnellsten und einfachsten Methoden, sich zu verwöhnen. Sie pflegt Hände und Nägel, beugt rissiger Haut und brüchigen Nägeln vor und hilft uns gesund und gepflegt auszusehen. Die Hände sind wie eine Visitenkarte und sagen viel über uns aus.**

Zeitaufwand: **30–60 Minuten**

## Zutaten

Allgemein:

Handtücher

kleine Schalen

Sandblattfeile

Rosenholzstäbchen

Nagellackentferner

Unterlack, farbiger Nagellack, evtl. Überlack (siehe Tipp)

Wattepads

Kosmetiktücher

Anwendungen:

Peeling Almond Molasse Scrub (siehe S. 66)

Hand- und Fußbalsam Good Night Balm (siehe S. 118)

Mandelöl

Apfelessig

Ölbad:

100 ml Olivenöl

ätherisches Lavendelöl

ätherisches Zitronenöl

### Tipp

Zugegeben, die meisten herkömmlichen Nagellacke und Nagellackentferner sind nicht gerade im Einklang mit Mensch und Natur. Aggressive Lösungsmittel, krebserregende und nervenschädliche Inhaltsstoffe findet man häufig. Leider gibt es kaum Bionagellack ganz ohne Chemie, aber immerhin kommen ein paar Hersteller ohne die gefährlichsten Chemikalien aus: Bei 3-, 4-, or 5-Free-Nagellack wird auf drei oder mehrere schädliche Stoffe verzichtet. Diese Lacke findet man in Biodrogerien oder Onlineshops.

## Vorbereitung:

Stellen Sie sicher, das alles im Haus ist, was Sie für Ihre professionelle Nagelpflege brauchen, und planen Sie genügend Zeit ein, damit die Farbe in aller Ruhe aushärten kann. Nicht, dass Sie die frisch lackierten Nägel strapazieren oder berühren – es gibt nichts Ärgerlicheres als frisch manikürte Nägel, die einen „Tapser" bekommen. Es wäre so schade um die Zeit und Mühe!

Decken Sie die „Arbeitsstation" mit einem unempfindlichen Tuch ab oder stellen Sie ein großes Tablett bereit – denn sollte ein Fläschchen Nagellack umkippen oder sollte es Spritzer geben, ist das nicht so schlimm.

Bereiten Sie das Nagelölbad vor: Mischen Sie hierfür 100 ml Olivenöl mit 2 Tropfen ätherischem Lavendelöl und 3 Tropfen ätherischem Zitronenöl in einem kleinen Topf. Erwärmen Sie die Mischung auf Körpertemperatur.

## Ablauf:

**Ölbad:** Tauchen Sie die Hände 5 Minuten in das warme, aromatisierte Olivenöl ein.

**Handpeeling:** Verwöhnen Sie die Hände anschließend mit dem Almond Molasse Scrub. Massieren Sie das Peeling mit beiden Händen sanft ein und vergessen Sie Nägel und Nagelhaut nicht. Waschen Sie das Peeling anschließend mit warmem Wasser gut ab und tupfen Sie die Hände mit einem weichen Handtuch trocken. Dieses Peeling macht die Hände seidig weich und löst überschüssige Hautschüppchen.

**Nägel formen:** Jetzt die Nägel mit einer Sandblattfeile auf die gewünschte Länge kürzen und in Form feilen. Dazu am besten vom Nagelrand zur Mitte gleichmäßig feilen, nicht hin- und herfeilen, das macht die Nägel brüchig.

**Nagelhautpflege:** Die Nagelhaut wird sehr vorsichtig mit einem Rosenholzstäbchen zurückgeschoben und mit Mandelöl massiert. Schneiden Sie die Nagelhaut keinesfalls selbst ab, die Verletzungsgefahr ist groß. Wenn es wirklich nötig ist, überlassen Sie das einem Profi.

**Lackieren:** Entfetten Sie die Nägel mit ein bisschen Apfelessig, bevor Sie eine Schicht Unterlack (Base Coat) auftragen. Der Unterlack verbessert die Haftkraft des Farblacks, so verlängert sich die Haltbarkeit. Zusätzlich schützt der Unterlack die Nägel vor Verfärbung und kräftigt sie zudem. Etwa 5 Minuten antrocknen lassen, dann den gewünschten Farblack in einer oder zwei Schichten auftragen. Die Flasche nicht schütteln, sondern vorsichtig ein paarmal hin- und herkippen. Streichen Sie den Pinsel am Flaschenrand ab. Beginnen Sie mit dem Auftragen des Lacks mit einem Strich in der Mitte, danach rechts und links davon. 10 Minuten trocknen lassen. Für das perfekte Finish krönen Sie Ihr Werk mit einer Schicht Überlack. Wenn die Nägel trocken sind, cremen Sie die Hände gründlich ein mit dem Good Night Balm.

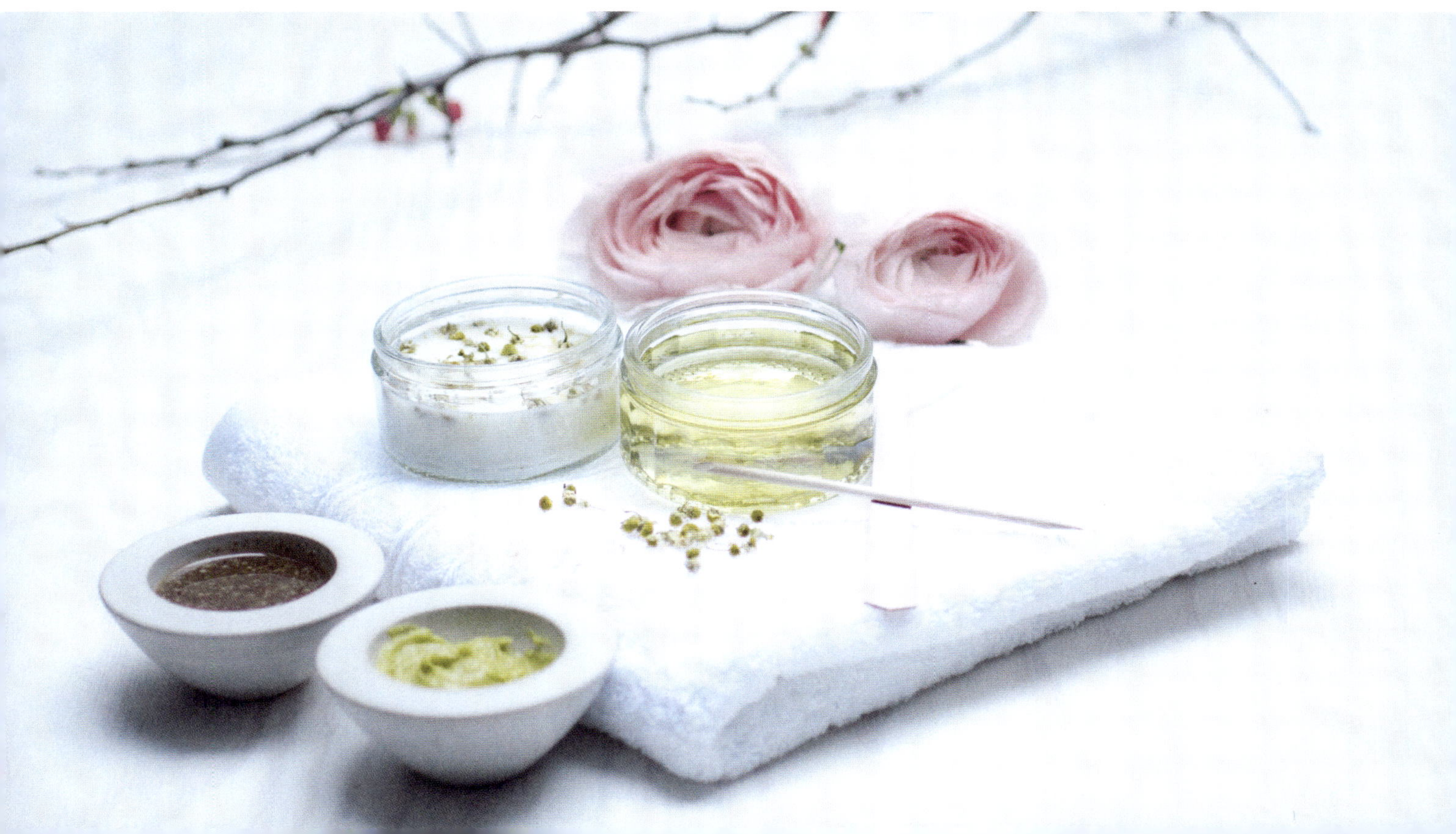

# Fantastic FEET

**Sommer, Sonne, Strand und Sandalenwetter? Spätestens wenn Sie das erste Mal die Flipflops aus dem Schrank holen, wird Ihnen bewusst, wie schön es ist, immer gepflegte Füße mit zarten Fersen und schönen Fußnägeln zu haben. Diese zaubern Sie ganz schnell und einfach im hauseigenem Fuß-Spa. Wenn Sie das komplette Programm einmal im Monat genießen, brauchen Sie zwischendurch nur ganz wenig Zeit für perfekt gepflegte Füße.**

## Zeitaufwand: 30–60 MINUTEN

### Zutaten

**Allgemein:**

- Handtücher
- große Schale
- Nagelschere
- Nagelfeile
- Rosenholzstäbchen
- Bimsstein/Hornhautfeile
- Nagellackentferner
- Unterlack, farbiger Nagellack, evtl. Überlack (siehe Tipp S. 130)
- Wattepads
- Kosmetiktücher
- Glasmurmeln

**Anwendungen:**

- Mandelöl
- Grüne-Avocado-Öl
- Apfelessig
- Fußbad Happy Feet from Down Under oder Kleos Baby Feet (siehe S. 112 und 114)
- Hand- und Fußpeeling Green Godess (siehe S. 116)
- Apfelessig

### Vorbereitung:

Bevor Sie starten, stellen Sie sicher, das alles bereitliegt, was Sie für die Pediküre brauchen: Handtücher, eine große Schale für das Fußbad, Nagellackentferner, Feilen, Nagelschere/Zange, Rosenholzstäbchen, Nagellack und alle wunderbaren Produkte aus Ihrer Naturkosmetik-Manufaktur, die Sie verwenden möchten.
Bereiten Sie einen Tee vor und legen Sie etwas Schönes zu lesen bereit. Damit vertreiben Sie sich die Zeit, bis der Nagellack vollständig erhärtet ist – nicht, dass Sie zu schnell in Strümpfe oder Schuhe schlüpfen. Heizen Sie das Zimmer gut ein, damit Sie barfuß keine kalten Füße bekommen.
Bereiten Sie das ausgewählte Fußbad zu, Kleos Baby Feet füllen Sie in eine Thermoskanne ab.
Legen Sie ein großes, dickes Handtuch auf den Boden und stellen Sie die passende Schale mit dem Fußbad drauf.

## Ablauf:

**Fußbad:** Fangen Sie mit einem Fußbad an. An einem kühlen Tag eignet sich Kleos Baby Feet; wenn es warm draußen ist, empfehle ich eher Happy Feet from Down Under. Ein Fußbad löst die Hornhaut und die Nägel lassen sich anschließend leichter schneiden. Tauchen Sie die Füße 15–20 Minuten in das etwa 37 °C warme Bad ein und genießen Sie es in vollen Zügen. Ein kleiner Tipp: Legen Sie 1 Handvoll Murmeln ins Bad und rollen Sie mit den Füßen auf den Murmeln hin und her. So kommen Sie gleichzeitig zu einer entspannenden Fussmassage.

**Hornhautentfernung:** Trocknen Sie die Füße gut ab (auch zwischen den Zehen) und entfernen Sie Hornhaut mit einem Bimsstein oder einer Spezialfeile.

**Fußpeeling:** Ein pflegendes Fußpeeling macht die Füße noch weicher und zarter. Massieren Sie eine walnussgroße Menge Green Godess sanft in die Haut ein, vergessen Sie Nagelhaut und die Zehenzwischenräume nicht. Brausen Sie das Peeling mit lauwarmem Wasser ab und trocknen Sie die Füße gut ab.

**Nagelpflege:** Nun können Sie sich den Zehennägeln widmen. Nach einem langen Fußbad sind sie mühelos zu schneiden und splittern nicht so leicht. Feilen Sie die Nägel in Form (der Nagel darf nicht zu abgerundet oder zu kurz sein, sonst kann er einwachsen). Arbeiten Sie immer gleichmäßig vom Nagelrand zur Mitte und nicht hin und her.

**Nagelhautpflege:** Die Nagelhaut wird sehr vorsichtig mit einem Rosenholzstäbchen zurückgeschoben und die Nagelhaut mit Mandelöl massiert. Schneiden Sie die Nagelhaut keinesfalls selbst ab, die Verletzungsgefahr ist zu groß. Überlassen Sie das einem Profi.

**Lackieren:** Entfetten Sie die Nägel mit etwas Apfelessig, bevor Sie eine Schicht Unterlack (Base Coat) auftragen. Der Unterlack verbessert die Haftkraft des Farblacks, so verlängert sich die Haltbarkeit. Zusätzlich schützt der Unterlack die Nägel vor Verfärbung und kräftigt sie. Etwa 5 Minuten antrocknen lassen, dann den gewünschten Farblack in einer oder zwei Schichten auftragen. Die Flasche nicht schütteln, sondern vorsichtig ein paarmal hin- und herkippen. Streichen Sie den Pinsel am Flaschenrand ab. Beginnen Sie mit dem Auftragen des Lacks mit einem Strich in der Mitte, danach rechts und links davon. 10 Minuten trocknen lassen. Für das perfekte Finish krönen Sie Ihr Werk mit einer Schicht Überlack.

**Pflege:** Sollten die Nägel trocken sein, cremen Sie die Füße gut ein. Trockene und rissige Fersen sollten Sie regelmäßig mit Grüne-Avocado-Öl eincremen und Baumwollsocken anziehen, bis das Öl eingezogen ist.

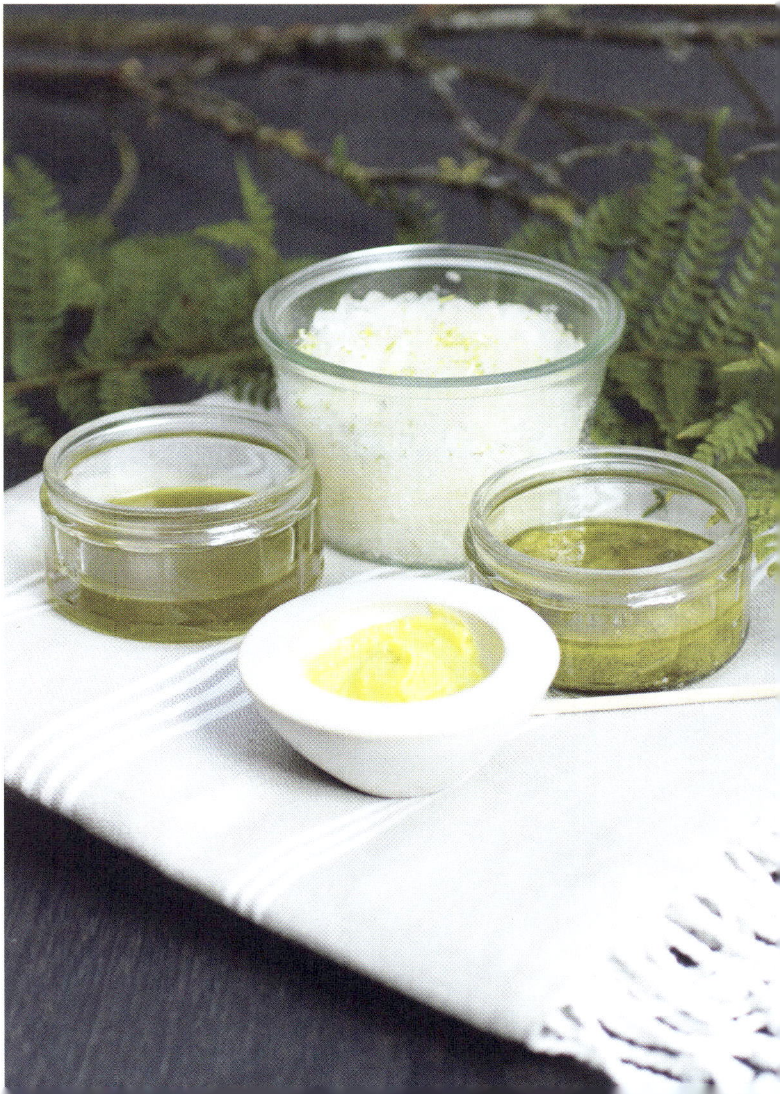

# Sommer Spa

**Wenn die Sonne scheint, wird der Balkon oder Garten ein perfekter Ort für ein Home Spa. Suchen Sie sich ein lauschiges Plätzchen, am besten im Schatten unter einem Baum oder Sonnenschirm. Hautpeeling mit Kaffee wird in den nobelsten Spas auf Bali und in Thailand angeboten – im eigenen Garten zaubert es ein exotisches, luxuriöses Gefühl von Urlaub herbei. Sommerzeit ist Sandalenzeit und gepflegte Füße sind Pflicht. Ein Fußbad im Freien, gefolgt von Peeling und Creme, macht die Füße sommerfit.**

Zeitaufwand: **ETWA 1 STUNDE**

## Zutaten

**Allgemein:**

Handtücher

Sonnenbrille

große Schale

Nagelfeile

Bimsstein/Fußfeile

Nagellack (nach Belieben)

**Getränke:**

Mineralwasser,

kalter Pfefferminztee oder ein leckerer Sommercocktail

**Anwendungen:**

Körperpeeling Lean Bean Coffee Scrub (siehe S. 62)

Körperöl Sunny Bunny (siehe S. 52)

Fußbad Kleos Baby Feet (siehe S. 114) oder Fußbad Cool Sage (siehe S. 112)

Fußpeeling Green Godess (siehe S. 116)

Lippenpeeling Caribbean Kiss (siehe S. 98)

Lippenbalsam Summer Kiss (siehe S. 100)

Kokosöl

## Vorbereitung:

Um Ihren Balkon oder Garten in ein Sommer-Spa zu verwandeln, stellen Sie alles bereit, was Sie für Ihr Verwöhnprogramm brauchen: Handtücher, Getränke, Sonnenbrille, etwas Schönes zum Lesen ... Stellen Sie einen Liegestuhl an einen schattigen Platz auf dem Balkon oder unter einen Baum im Garten. Legen Sie alles, was Sie für die Pediküre brauchen, auf einem Tablett oder einem kleinen Tisch zurecht. In eine große Schale füllen Sie ein Fußbad ein, zum Beispiel Kleos Baby Feet. An wirklich heißen Tagen machen Sie lieber ein kaltes Fußbad mit Salbei, das wirkt gleichzeitig deodorierend. Bereiten Sie das Salbeifußbad Cool Sage rechtzeitig in einem Topf vor und stellen Sie es im Kühlschrank für 2 Stunden kalt. Wenn Sie kalten Pfefferminztee möchten, bereiten Sie ihn auch frühzeitig vor, damit er noch abkühlen kann.
Ziehen Sie sich Bikini, Badeanzug oder -hose an, genießen Sie den kalten Tee oder mixen Sie sich einen alkoholfreien Sommercocktail und genießen Sie das Sommer-Spa.

# Ablauf:

**Körperpeeling:** Ein Peeling mit Kaffee strafft und macht die Haut streichelzart. Wer die Möglichkeit dazu hat, macht das Peeling im Garten, legt sich auf ein Handtuch in den Schatten und ruht für 5–10 Minuten, damit das Kaffeepeeling richtig gut einwirken kann. Als belebende „Kneipp-Kur" brausen Sie das Peeling dann mit dem Gartenschlauch oder mit einer kalten, erfrischenden Dusche ab. Das kalte Wasser aktiviert und strafft die Haut. Cremen Sie die nasse Haut mit dem Körperöl Sunny Bunny ein.

**Haarpflege:** Pures Kokosöl zwischen den Fingern schmelzen lassen und einfach in die Kopfhaut einmassieren. Die Haare gut durchkämmen und das Öl 30 Minuten einwirken lassen. Mit einem milden Shampoo ausspülen.

**Fußpflege:** Genießen Sie das ausgewählte Fußbad für etwa 10 Minuten, dabei können Sie lesen oder einfach ein bisschen träumen. Brausen Sie die Füße danach kurz ab. Entfernen Sie Hornhaut mit einem Bimsstein oder einer Fußfeile. Zum Schluss verwöhnen Sie die Füße mit dem Peeling Green Godess. Massieren Sie das Peeling genussvoll ein, vergessen Sie die Zehenzwischenräume nicht. Brausen Sie es mit lauwarmen Wasser ab und trocknen Sie die Füße mit einem Handtuch gut ab. Feilen Sie die Fußnägel gerade im Form und schieben Sie die Nagelhaut vorsichtig mit einem Rosenholzstäbchen zurück. Wenn Sie möchten, lackieren Sie die Zehennägeln in einer fröhlichen Sommerfarbe.

**Lippenpflege:** Reiben Sie das Peeling Caribbean Kiss mit sanft kreisenden Bewegungen in die Lippen. Nehmen Sie die Paste dann mit einem lauwarmen Tuch ab und cremen die Lippen zur abschließenden Krönung mit dem Lippenbalsam Summer Kiss ein.

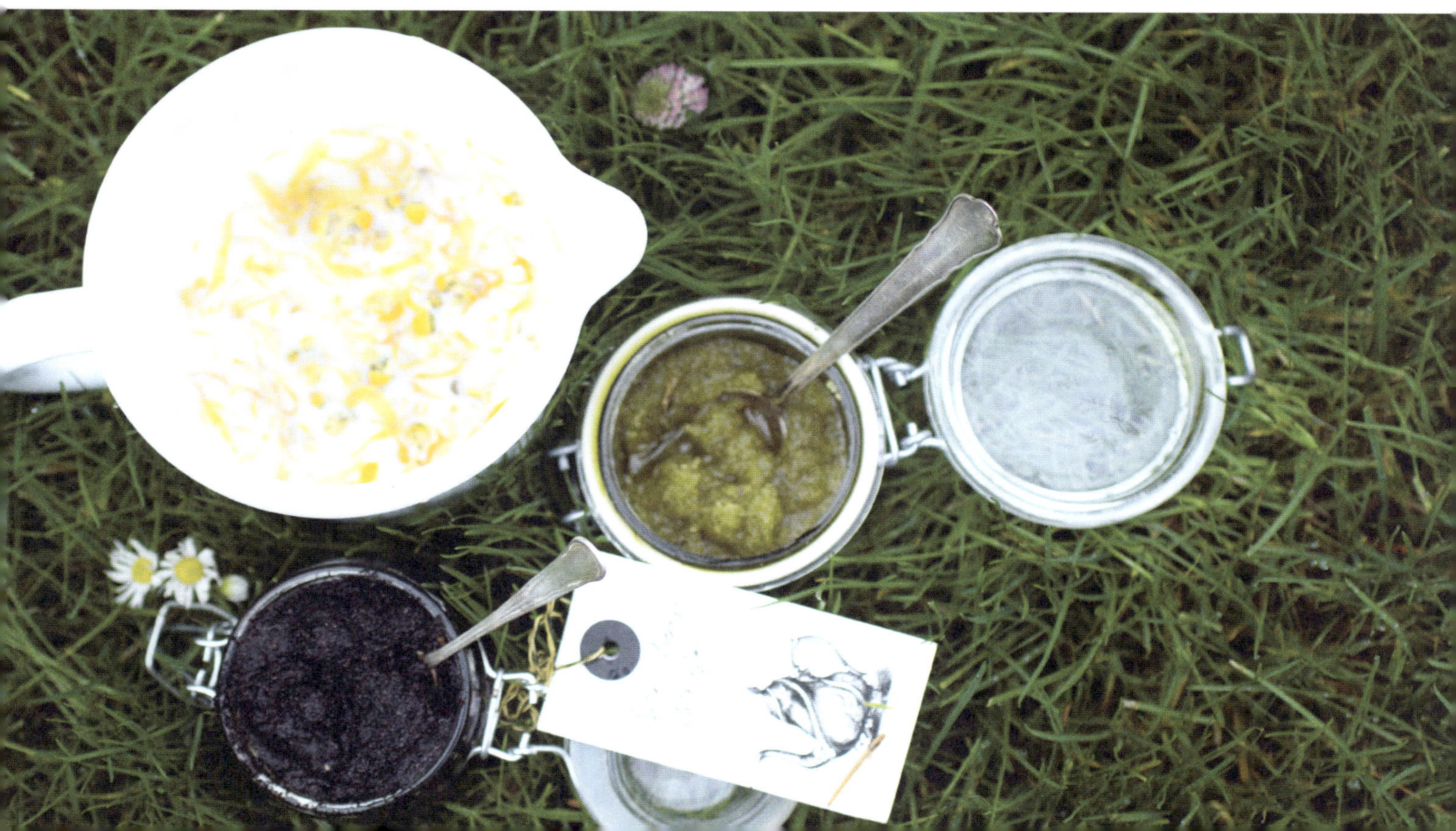

# Winter Spa

**Im Winter braucht unser Körper besonders viel Pflege, denn trockene Heizungsluft, Wind und Kälte strapazieren Haut und Haare. Gönnen Sie sich in den kalten Wintermonaten öfter ein reichhaltiges Körperöl und nährende Haarmasken. Wenn Sie keine Zeit haben für einen ganzen Spa-Tag, legen Sie ab und zu kleine Pflegepausen ein. Es gibt so viele spezielle Winter-Treatments, die guttun: Die Haare werden wunderbar gepflegt mit dem Hot Argan Treatment, durchaus ein- bis zweimal die Woche. Ein warmes Olivenölbad pflegt und kräftigt spröde Winternägel.**

## Zeitaufwand: 1–2 Stunden

### Zutaten

Allgemein:
Handtücher
Waschlappen
Bademantel
Baumwollsocken

Getränke:
Tee
Apfelsaft
Mineralwasser

Anwendungen:
Milch
Zimtstangen
Vanilleschote
Honig
Olivenöl
Conditioner
Apfelessig

Gesichtsöl OCMy God (siehe S. 84)

Gesichtspeeling Soo Soft (siehe S. 88)

Körperöl Simply Vanilla (siehe S. 44)

Peeling Cinnamon & Orange (siehe S. 60)

Haarkur Hot Argan Treatment (siehe S. 108)

### Vorbereitung:

Wärmen Sie Handtücher vor oder hängen Sie sie über die Heizung – es gibt nichts Kuscheligeres als warme, weiche Handtücher, wenn man aus der Badewanne steigt.
Stellen Sie Kerzen auf und kochen Sie eine Tasse Tee oder einen heißen Apfelsaft.
Für ein pflegendes Milchbad erwärmen Sie 1 Liter Milch mit 2 Zimtstangen, 1 Vanilleschote und 2 EL Honig und füllen es in eine Thermoskanne, wenn Sie nicht sofort ein Bad nehmen möchten. Ziehen Sie sich einen kuscheligen Bademantel und warme Socken an und genießen Sie eine ganz besondere Stunde im eigenen Spa.

# Ablauf:

**Haarkur:** Legen Sie sich ein Handtuch über die Schultern und verteilen Sie 2–3 EL handwarmes Hot Argan Treatment im gesamten trockenen Haar. Decken Sie das Haar mit einem Handtuch ab und lassen Sie die Kur bis zum Ende der Anwendungen einwirken.

**Gesichtsreinigung:** Starten Sie mit einer pflegenden Gesichtsreinigung. Waschen Sie das Gesicht mit lauwarmem Wasser kurz ab und massieren Sie anschließend 1 EL OCMy God 2 Minuten mit kreisenden Bewegungen in die feuchte Gesichtshaut ein. Tauchen Sie einen Waschlappen in warmes Wasser, wringen Sie ihn aus und entfernen Sie das Öl mit sanften Bewegungen. Legen Sie den Waschlappen auf das Gesicht und lassen Sie die Wärme die Poren öffnen. Wiederholen Sie diesen Vorgang, er hat auch eine beruhigende Wirkung auf Körper, Geist und Seele. Nach 2–3 Durchgängen das Öl vollständig entfernen.

**Gesichtspeeling:** Nach der Reinigung nehmen Sie eine walnussgroße Menge Soo-Soft-Gesichtspeeling und verteilen es großzügig auf das feuchte Gesicht, mit sanft kreisenden Bewegungen. Sparen Sie unbedingt die Augenpartie aus. Lassen Sie das Peeling 5–10 Minuten einwirken, bevor Sie es mit einem warmen Waschlappen entfernen. Genießen Sie das Peeling, während Sie in der Badewanne liegen.

**Winterbad:** Lassen Sie für ein pflegendes Wintermilchbad die Badewanne voll laufen und geben Sie die warme Milchmischung direkt ins Badewasser. Schön für trockene Winterhaut ist auch ein zauberhaft nach Vanille duftendes, pflegendes Ölbad. Dafür geben Sie 3 EL Vanilleöl in das Vollbad.

**Körperpeeling:** Geben Sie eine walnussgroße Menge Cinnamon & Orange Peeling in die Handflächen und massieren Sie es mit sanft kreisenden Bewegungen in die noch feuchte Haut ein. Wiederholen Sie den Vorgang mit weiteren Portionen. Trockene Stellen wie Ellenbogen und Knie nicht vergessen! Brausen Sie anschließend die restlichen Salzkörner kurz mit lauwarmem Wasser ab. Verwenden Sie dabei keine Seife oder Duschgel, sonst entfernen Sie auch das pflegende Öl! Tupfen Sie sich sanft mit einem Handtuch trocken. Die Haut ist jetzt rosig, belebt und schön eingecremt.

**Schnelle Handpflege:** Tauchen Sie die Hände 5 Minuten in warmes Olivenöl ein.

**Nagelhautpflege:** Die Nagelhaut wird sehr vorsichtig mit einem Rosenholzstäbchen zurückgeschoben und die Nagelhaut mit Avocadoöl massiert.

**Haarpflege:** Waschen Sie die Haare nach der Kur mit einem milden Conditioner (funktioniert oft besser als Shampoo). Gut ausspülen, gerne mit einem Schuss Apfelessig beim letzten Spülwasser.

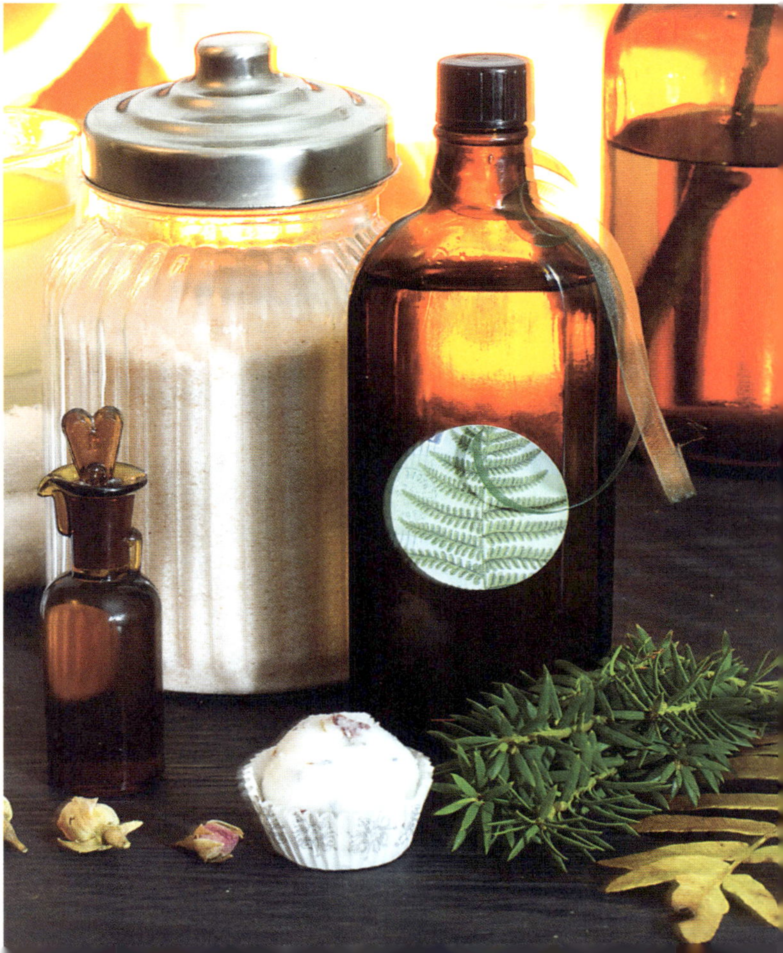

# Geschenke aus der Naturkosmetik-Manufaktur

Ein goldgelbes Lemonpeeling, ein hübsches Glas voller Badesalz – mit selbst gemachten Geschenken aus der Naturkosmetik-Manufaktur können Sie Ihre Lieben zu vielen Gelegenheiten verwöhnen. Wählen Sie eine schöne Verpackung aus und gestalten Sie ein passendes Etikett – mit einem Stempel, dem Computer oder per Hand.

In Haushaltswarenläden finden Sie ideale Verpackungen für alle Kreationen: Marmeladengläser für Scrubs und Peelings, hübsche Fläschchen für Öle, schöne Glasdosen mit Deckel für Badesalz.

Für ganz besondere Geschenke können Sie nach außergewöhnlichen Flaschen und Dosen suchen. Manches findet man auf dem Flohmarkt – zum Beispiel alte Salzstreuer für Trockenshampoo. Andere trockene Produkte wie Gesichtsmasken können Sie in wiederverschließbare Plastiktütchen geben und in eine hübsch gestaltete Papiertüte oder ein Kuvert stecken.

In der Apotheke bekommen Sie Flaschen in allen Größen, auch mit Sprühaufsatz. Weitere Bezugsquellen finden Sie auf Seite 146.

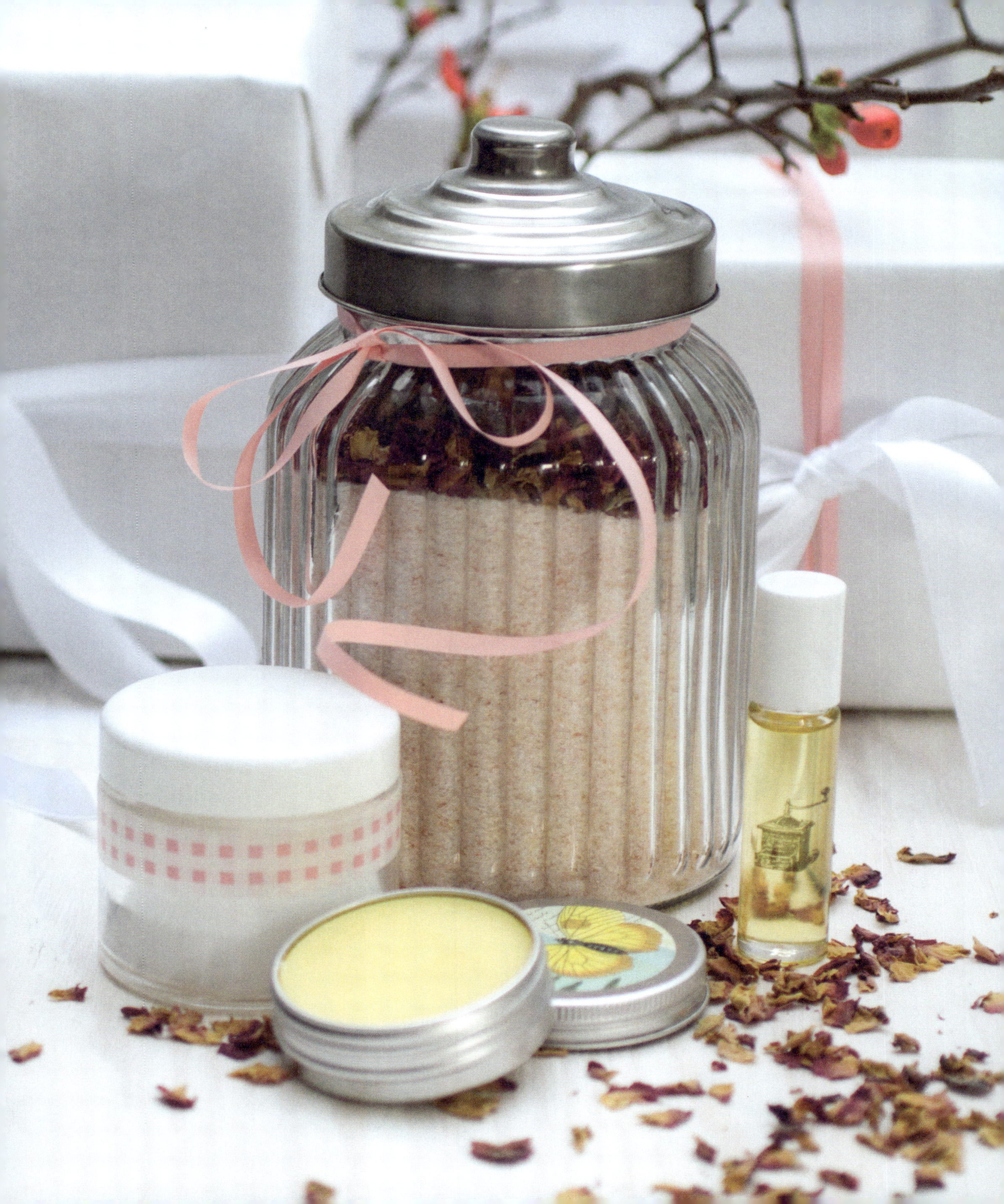

# Merry X-MAS

**Ein Rosenpeeling für Mama, ein Lippenpflegestift für die beste Freundin, eine Flasche After Shave für Papa – die schönsten Weihnachtsgeschenke kommen von jetzt an aus Ihrer Naturkosmetik-Manufaktur. Suchen Sie Rezepte für Ihre Lieben aus und gestalten Sie die Verpackung passend zum Anlass mit Bändern, Tannenzweigen und festlichen Etiketten. Hier finden Sie ein paar Anregungen und Vorschläge, aber lassen Sie Ihrer Kreativität freien Lauf, Sie wissen ja am besten, wer sich worüber freut!**

## For Her

Für die Mama, Schwester oder Freundin suchen Sie ein extra schönes Glas, geben ein selbst gemachtes Badesalz (siehe Seite 72) hinein und lassen bis zum Glasrand 2 cm frei. Füllen Sie das Glas bis oben hin mit Rosenknospen und/oder Lavendelblüten. Für Mama legen Sie noch ein Rosenpeeling (siehe Seite 68) und ein herrlich pflegendes Körperöl (siehe Seite 42–52) dazu. Und für die Schwester oder Freundin gibt's als Extra den Lippenbalsam Berry Tint for Lips (siehe Seite 102). Füllen Sie es in eine herzförmige oder winterlich weihnachtliche Dose und versehen Sie es mit einem glitzernden Etikett.

## For Him

Für den bartlosen Papa, Bruder, Mann oder Freund mischen Sie ein Two-Phasen-After-Shave: Geben Sie folgende Zutaten in eine 100-ml-Flasche: 40 ml abgekochtest Hamamelishydrolat, 20 ml Green Wonder (siehe Seite 82), 30 ml Mandelöl, 3 Tropfen ätherisches Wacholderbeerenöl, 3 Tropfen ätherisches Sandelholzöl und 2 Tropfen ätherisches Fichtennadelöl. Zur Anwendung schütteln, eine kleine Menge in den Handflächen mischen und in das nach der Rasur noch feuchte Gesicht einklopfen. Der liebe bärtige Mann bekommt das Bartöl Santas Beard Oil (Hipster Oil, siehe Seite 80), schön verpackt in einer braunen Flasche mit Weihnachtsmann.

## Quick Body Oil

Geben Sie 1 Handvoll getrocknete Rosenknospen in eine schöne Glasflasche. Füllen Sie die Flasche dann bis zum Rand mit Mandelöl auf. Stöpsel rein, 2 Wochen ziehen lassen und fertig ist ein wunderbar nach Rosen duftendes Öl, das sich als Badeöl genauso eignet wie als Pflegeöl für den gereinigten Körper. Ein winterliches Körperöl für einen guten Freund ist auch ganz schnell gezaubert: Stecken Sie 1 Tannenzweig in eine schlichte Glasflasche, geben Sie 10 Wacholderbeeren und 1 Zimtstange dazu. Füllen Sie die Flasche dann bis zum Rand mit Mandelöl auf, gut zustöpseln, fertig!

## Adventskalender

Ein ganz besonderes Geschenk ist ein Adventskalender: Füllen Sie Lippenbalsam, Badepralinen, kleinen Portionen Gesichtsmaske, pure Hydrolate, Cremes und Co. in kleine Flaschen, Tüten und Tiegel ab. Verpacken Sie die 24 Geschenke in kleinen Schachteln oder nummerierten Tütchen. Legen Sie auch andere Kleinigkeiten wie Nagelfeilen oder Rosenholzstäbe dazu und ergänzen Sie den Kalender durch handgeschriebene Kärtchen mit Tipps für die natürliche Schönheit, zum Beispiel: „Spröde Winternägel? Erwärme 50 ml Olivenöl und verwöhne deine Nägel 5 Minuten im warmen Olivenölbad" oder „Spliss? Arganöl wirkt wahre Wunder für trockene Haarspitzen". „Kalt draußen? Gönn dir ein wärmendes Fussbad mit 1 Handvoll Salz und 1 TL Rosmarinnadeln."

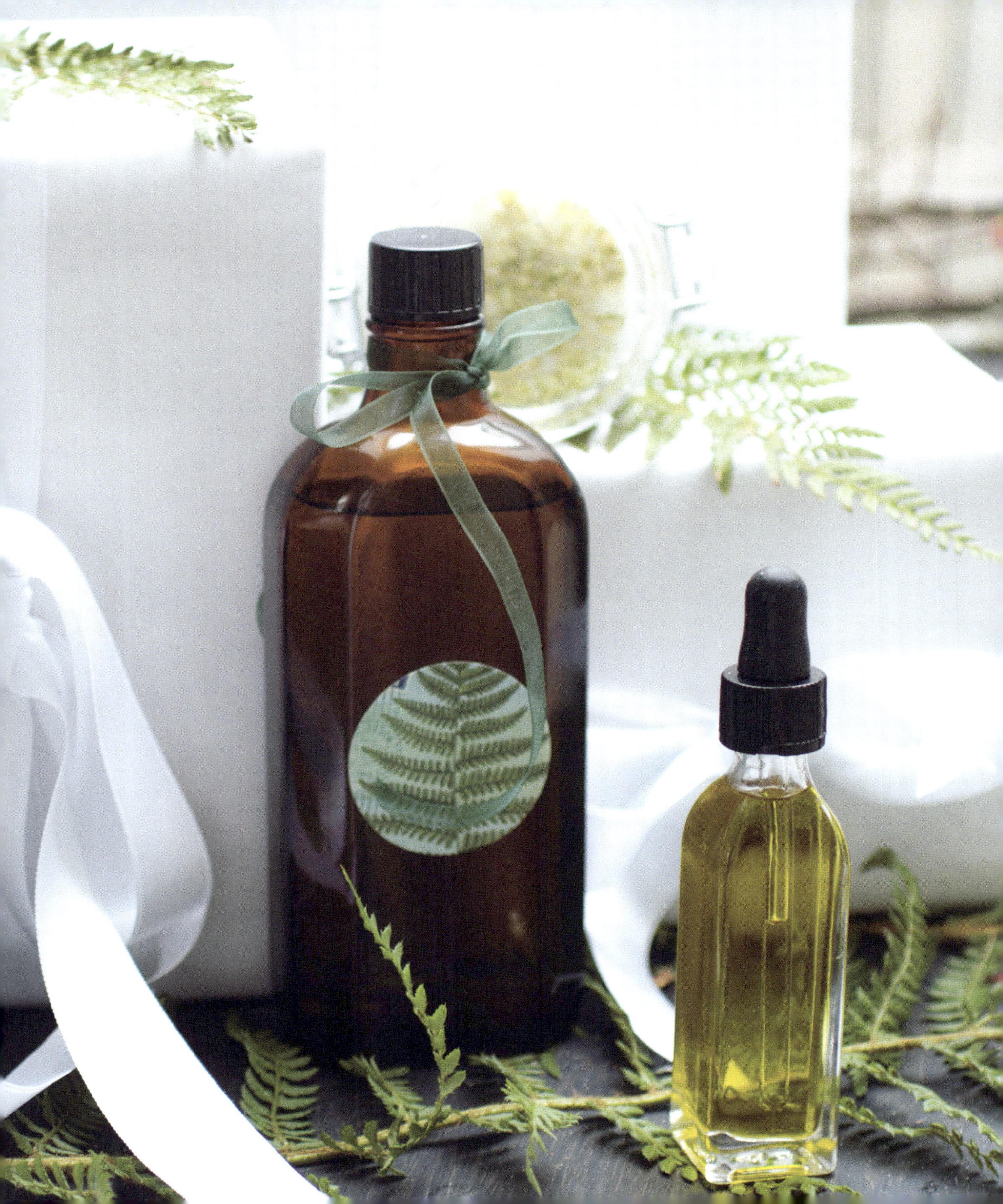

# Bon Voyage

**Die beste Freundin fährt in den Urlaub oder auf eine Geschäftsreise? Überraschen Sie sie vor der Abreise mit einem liebevoll gepackten Köfferchen voller Naturkosmetik-Mini-Treats für unterwegs: Ob Maske oder Peeling, Balsam oder Creme, die Auswahl sollte vor allem eines versprechen: Verwöhnung und Entspannung!**

## Total Relax

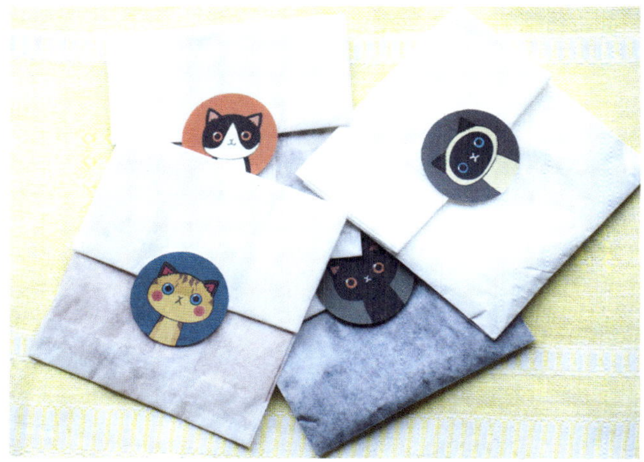

Kaufen Sie die kleinsten wiederverschließbaren Plastiktütchen im Drogeriemarkt. Füllen Sie je 2 TL Gesichtsmaskenpulver (Nettle & Clover Mask oder Pink Glow, siehe Seite 86) in mehrere Tüten, schließen Sie die Tüten und legen Sie diese in fröhlich bunte Briefumschläge oder selbst gestaltete und beschriftete Kuverts. Für Körperpeelings, Lippenbalsam, Lipscrub und Creme benutzen Sie kleine Dosen oder Döschen, die Sie mit Etiketten bekleben. Füllen Sie ein Gesichtsöl, ein Rosenhydrolat als Toner und ein pflegendes Körperöl in kleine, gut verschließbare Flaschen.

## Quick and easy

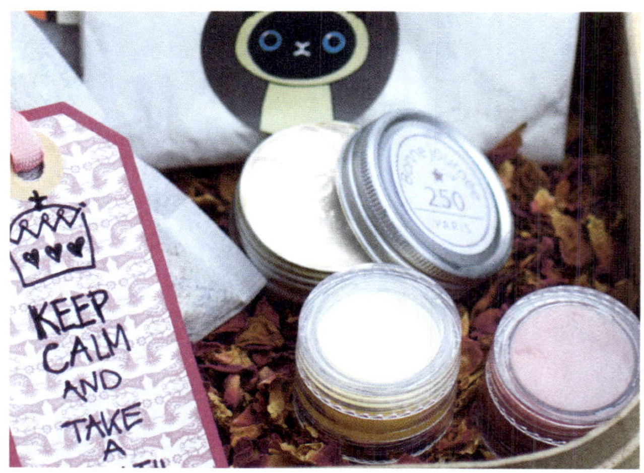


Wenn gerade nicht genug Zeit ist für die Herstellung der verschiedenen Produkte, empfiehlt sich eine kleine, hübsche Dose mit dem Alleskönner Kokosöl: Schmelzen Sie das pure Öl bei schwacher Hitze und gießen Sie es in eine kleine Dose mit gut schließendem Deckel. Legen Sie eine Info dazu, was man damit alles machen kann: ideal zum Abschminken mit einem warmen Waschlappen, wunderbar als duftende Lippenpflege, gut für die Haarspitzen, einfach nur einmassieren. Es pflegt außerdem raue Haut und Nagelhaut ... Kokosöl ist einfach genial. Packen Sie eine Flasche Lavendelhydrolat als Gute-Nacht-Spray für das Kopfkissen dazu, außerdem eine kleine Duftkerze und ein schönes Buch – fertig ist der schnelle Koffer.

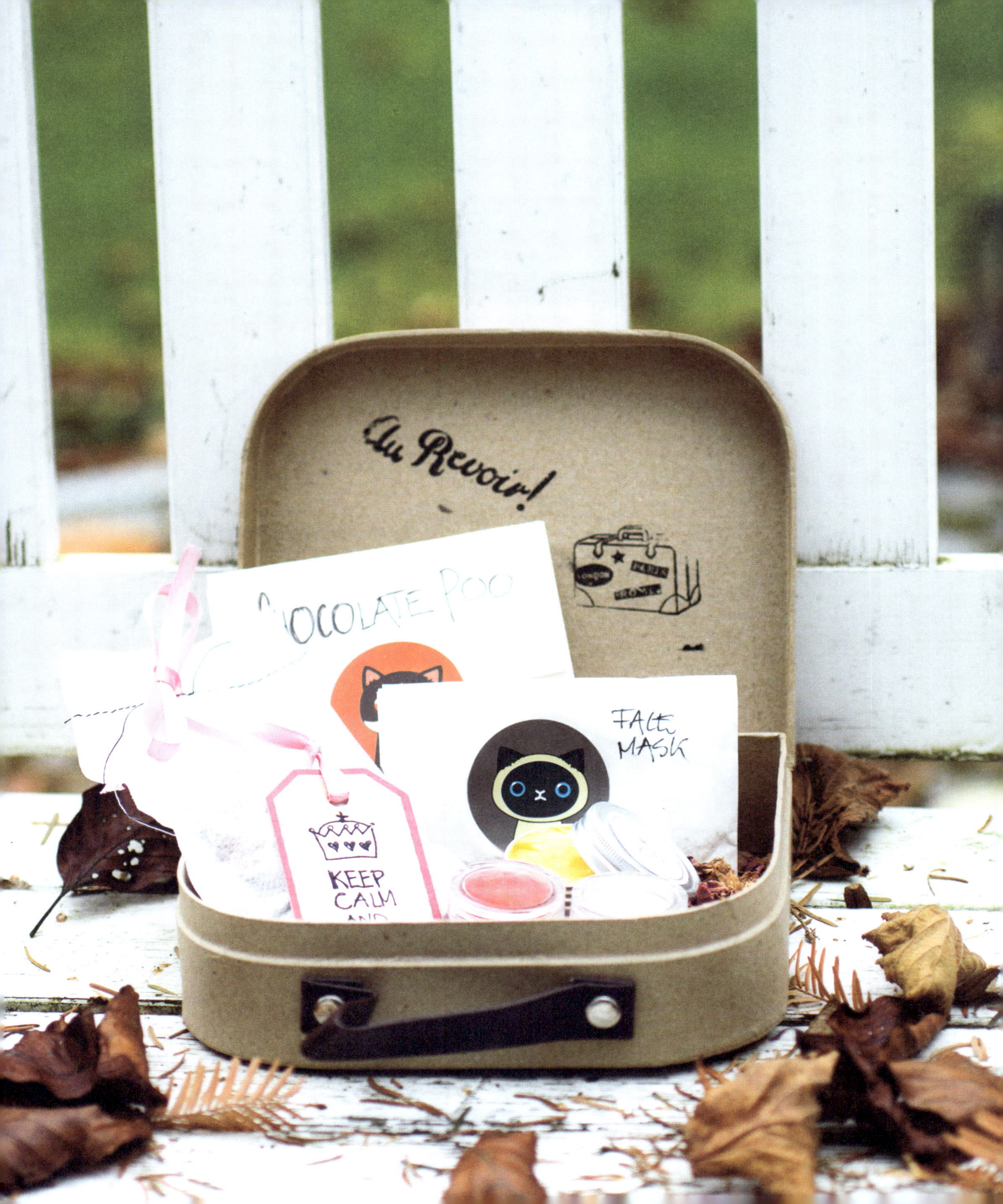
Au Revoir!
FACE MASK
KEEP CALM

# Baby Shower

**Endlich ist es da, das Baby. Eine neue Zeit bricht an für die ganze Familie. Von allen Seiten gibt es gute Wünsche, Tipps und Geschenke. Sie möchten natürlich etwas ganz Besonderes für das Baby und am liebsten auch etwas für seine Eltern. In Ihrer Naturkosmetik-Manufaktur werden Sie garantiert fündig, hier gibt es pflegende Geschenke für die ganze kleine Familie. Gerade bei der empfindlichen Babyhaut ist es wichtig, auf gesunde und natürliche Inhaltsstoffe zu achten. Außerdem macht es noch mehr Spaß, etwas zu verschenken, bei dem man selbst ein gutes Gefühl hat!**

## Für die Mama

Die frischgebackene Mama bekommt ein pflegendes Körperöl, das Mama Oil (Perfect Body Treat, siehe Seite 42) und ein straffendes Körperpeeling (Lean Bean Coffee Scrub, siehe Seite 64), schön verpackt in einer Geschenktüte. Ein entspannender Badezusatz (siehe Seite 70–76) wird auf MeTime getauft und liebevoll verpackt. Viele Mamas bekommen in der ersten Zeit ja nicht sehr viel Schlaf: Gegen dunkle Augenringe hilft das Augenserum Puffy Eye Serum (siehe Seite 96). Legen Sie den Lippenpflegestift Soothing Lip Balm (siehe Seite 104) gegen raue Lippen dazu. Auf das Etikett schreiben Sie zum Beispiel den Namen: Kiss me Baby.

## Für den Papa

Papa bekommt ein Papa Bear Soothing Hand Balm (Good Night Balm, siehe Seite 118), damit er trotz Windelnwechseln weiche Hände hat. Gegen kratzige Bärte und Bartstoppeln gibt es entweder ein Bartöl (Hipster Oil, siehe Seite 80), das Sie in Cuddle me Oil umbenennen. Oder Sie bereiten ein pflegendes Rasieröl namens Baby Face zu: Geben Sie 40 ml abgekochtes Hamamelishydrolat, 20 ml Green Wonder (siehe Seite 82), 30 ml Mandelöl, 1 Tropfen ätherisches Wacholderbeerenöl, 2 Tropfen ätherisches Lavendelöl und 1 Tropfen ätherisches Fichtennadelöl in eine 100-ml-Flasche. Gut durchschütteln!

## Für das Baby

Für das Baby ist nur das Beste gut genug – einfach reines, pures Mandelöl in eine Flasche füllen, fertig ist das Baby Oil. Für die Reinigung und Pflege im Windelbereich reichen pures Kokosöl und ein warmer Waschlappen: Schmelzen Sie 200 g Kokosöl in einem Wasserbad an, rühren Sie 45 ml Mandelöl unter und füllen Sie die Mischung in eine große Dose.

## Baby-Starter-Geschenk

Pures Lavendelhydrolat ist ein wunderbares Gute-Nacht-Spray! Einfach das Hydrolat in eine Flasche mit Sprühaufsatz füllen und mit einem Sleep-Tight-Etikett versehen. Der Duft wird vor dem Zubettgehen im Raum versprüht, wirkt sowohl bei Papas und Mamas als auch bei Babys beruhigend wie ein sanftes Wiegenlied. Packen Sie Fencheltee und einen Stapel Stoffwindeln dazu – fertig ist das Baby-Starter-Geschenk!

### Tipp

Bei Kaiserschnittnarben hilft Hagebuttenkernöl. Füllen Sie das pure Öl in eine Flasche. Es wird sanft in die Narben einmassiert, heilt und regeniert; auch ältere Narben werden geschmeidiger, glatter und deutlich heller.

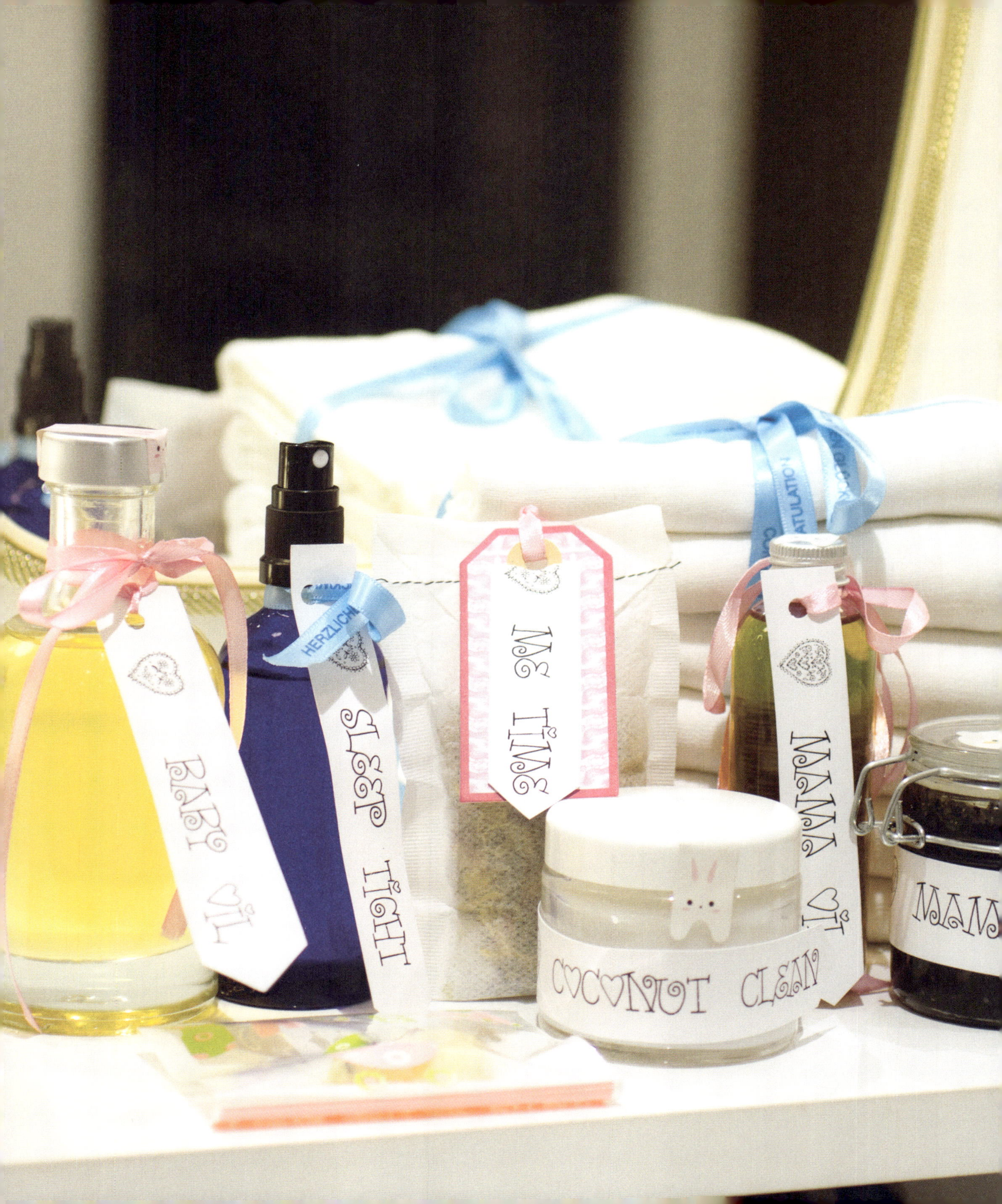
BABY ÖL
SLEEP TIGHT
ME TIME
MAMA ÖL
COCONUT CLEAN

# Bezugsquellen

## Apotheke

diverse Rohstoffe und Verpackungen

## Lebensmittelladen/ Drogeriemarkt

Basisöle, Zucker, Salz und Tees

## Verpackungen

www.rosa-heinz.de

www.dosenprofi.com

## Laborgläser

www.laborshop24.de

www.biologie-bedarf.de

## Etiketten, Stempel, Tüten

Etsy und DaWanda

## Blogs und Webseiten

www.olionatura.de

www.blog.aromapraxis.de

www.dermaviduals.de

## Zutaten und Rohstoffe

www.allerlei-praktisches.ch

www.cosmopura.de

www.essence.de

www.etherischeoele.de

www.dragonspice.de

www.dosenprofi.com

www.kosmetikmacherei.at

www.kosmetik-manufaktur.at

www.kosmetische-rohstoffe.de

www.meinekosmetik.de

www.organic-makers.se

www.phytofit.de

www.manske-shop.com

www.aromapraxis.de

www.primaveralife.com

www.rosa-heinz.de

www.satureja.de

www.spinnrad.de

# Weiterführende Literatur

## Bücher


***Praxis-Lehrbuch der modernen Heilpflanzenkunde. Grundlagen, Anwendung, Therapie*** von Ursel Bühring, Sonntag-Verlag 2011

***Kosmetik selbst gemacht. Das Rohstofflexion. Wirkung, Verarbeitung, Anwendung*** von Brigitte Bräutigam, Anaconda 2013

***Look Great, Live Green: Choosing Beauty Solutions That Are Planet-Safe and Budget-Smart*** von Deborah Burnes, Hunter House 2012

***Hydrosols: The Next Aromatherapy*** von Suzanne Catty, Healing Arts Home 2001

***Das große Buch der Pflanzenwässer: Pflegen, heilen, gesund bleiben mit Hydrolaten*** von Susanne Fischer-Rizzi, AT Verlag 2014

***Himmliche Düfte: Das große Buch der Aromatherapie*** von Susanne Fischer-Rizzi, AT Verlag 2011

***The Green Beauty Guide: Your Essential Resource to Organic and Natural Skin Care, Hair Care, Makeup, and Fragrances*** von Julie Gabriel, Health Communications 2008

***Naturkosmetik selber machen: Das Handbuch*** von Heike Käser, Freya 2012

***Naturkosmetische Rohstoffe: Wirkung, Verarbeitung, kosmetischer Einsatz*** von Heike Käser, Freya 2010

***Lexikon der pflanzlichen Fette und Öle*** von Sabine Krist, Springer 2013

***Heilpflanzen und Kräuter: Bestimmen, Sammeln, Anwendung und Wirkung*** von Ute Künkele & Till R. Lohmeier, Parragon 2007

***The Organic Pharmay: The complete guide to natural health and beauty*** von Margo Marrone, Duncan Baird Publischers 2009

***The Green Beauty Bible – completely updated with lots of gorgeous new natural producrs tried & tested by hundreds of real women*** von Sarah Stacey & Josephine Fairely, Kyle Cathie 2009

***Pflanzenöle. Qualität, Anwendung und Wirkung*** von Ruth Braunschweig, Stadelmann-Verlag 2010

***Aromatherapie. Grundlagen – Wirkprinzipien – Praxis*** von Dietrich Wabner & Christine Beier (Hrsg.), Urban & Fischer 2011

***Pharmazeutische Biologie 2: Biogene Arzneistoffe und Grundlagen von Gentechnik und Immunologie*** von Hildebert Wagner, Angelika Vollmar & Andreas Bechtold, Wissenschaftliche Verlagsgesellschaft 2007

***Praxis Aromatherapie: Grundlagen – Steckbriefe – Indikationen*** von Monika Werber & Ruth Braunschweig, Haug 2014

***Heilpflanzen: Erkennen/Sammeln/Anwenden*** von Elfrune Wendelberger, blv *2013*

***Aromatherapie für Sie: Duftpflaster & Seelentröster: Die besten Öle zum Entspannen*** von Elaine Zimmermann, Trias 2013

# Register

# Die Autorin

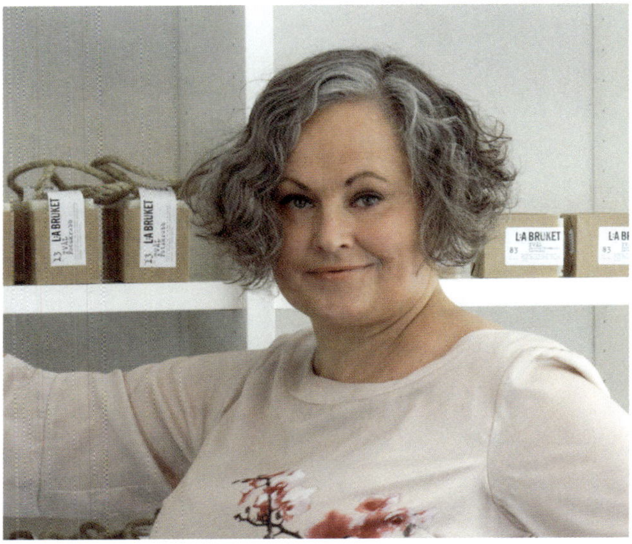

Dr. Christina Kraus ist Apothekerin, außerdem „Head & Heart" von Greenglam.de und Mutter von zwei Söhnen. Nach ihrer Doktorarbeit über samoanische Heilpflanzen an der Uppsala-Universität in Schweden zog es Dr. Kraus nach Deutschland und München, wo sie ihren Mann kennenlernte. Heute führen sie in Augsburg eine Apotheke mit dazugehörigem Apothekengarten. Die heilende Kraft der Natur zieht sich als grüner Faden durch ihre berufliche Laufbahn. 2008 entstand der Onlineshop www.greenglam.de, mit dem sie hochwertige Naturkosmetik verkauft und versendet. 2013 eröffnete Dr. Christina Kraus auf 270 Quadratmetern den Laden „greenglam.the store" im Herzen von Augsburg.

# Danke

Vielen Dank an den Verlag Edition Michael Fischer, der mir großes Vertrauen erwiesen hat, als er auf mich zukam mit der Bitte, ein Buch über die Naturkosmetik-Manufaktur zu schreiben. Herzlichen Dank auch meinen Lektorinnen, Lena Steghöfer, Katharina Lisson und Annika Christof, die sicher manchmal zu kämpfen hatten mit meinem etwas innovativen Deutsch …

Liebe Sabine, liebe Sonja, vielen Dank für das Korrekturlesen und für den Input. An alle meine Damen bei greenglam.de richte ich ein herzliches Dankeschön, ihr habt mir viel Zeit verschafft zum Schreiben und den Laden für mich am Laufen gehalten. An meine Söhne, Jakob und Johann, und meinen Mann Stefan geht eine Extraportion Dank für die Geduld und das Verständnis, die ihr gezeigt habt, während ich gerührt, fotografiert und geschrieben habe.

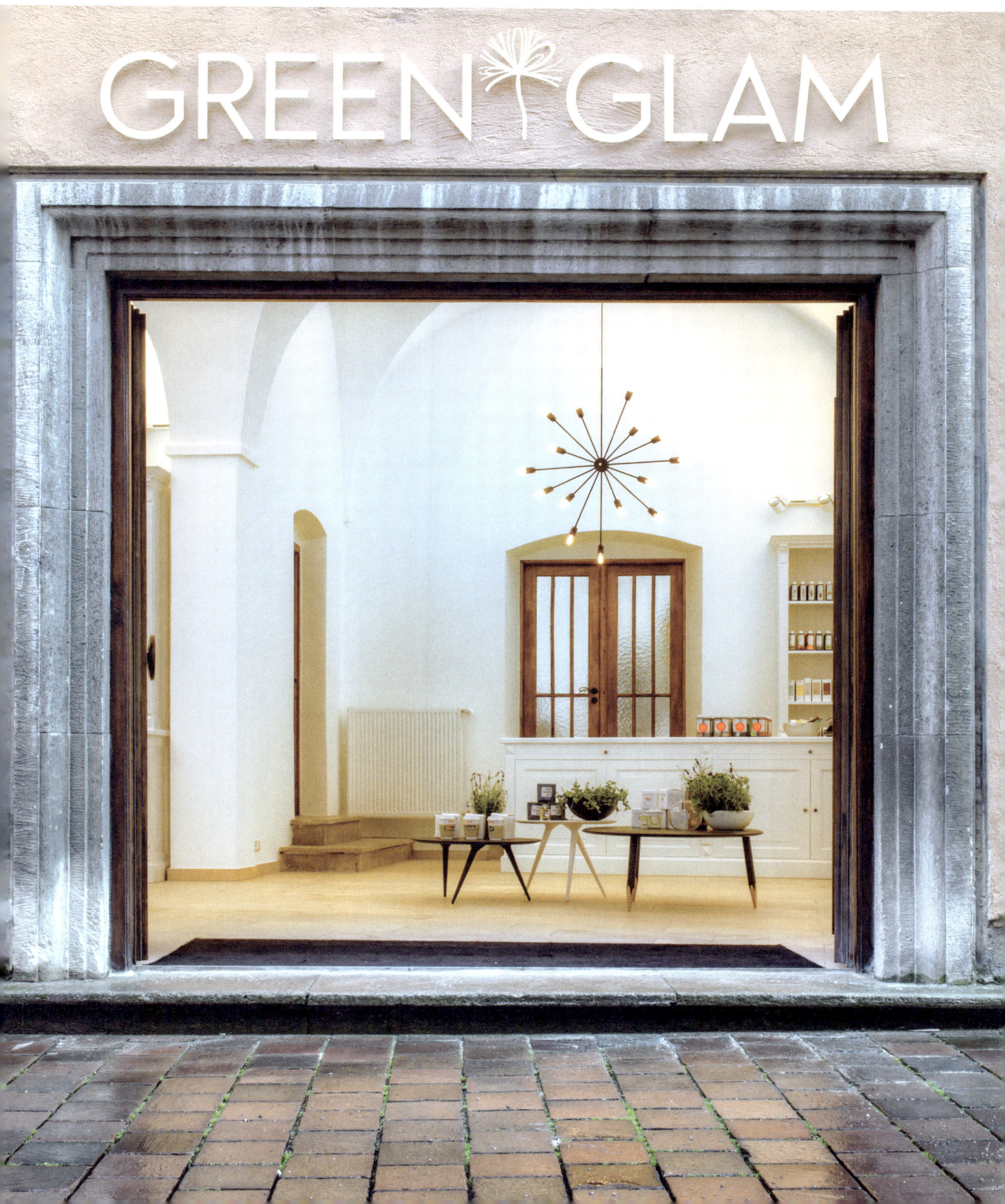
GREEN GLAM

Bibliografische Information der Deutschen Bibliothek.

Die Deutsche Bibliothek verzeichnet diese Publikation in der deutschen Nationalbibliografie.
Detaillierte bibliografische Daten sind im Internet über
http://www.d-nb.de/ abrufbar.



EIN BUCH DER EDITION MICHAEL FISCHER

1. Auflage 2015



Cover, Layout und Satz: Bernadett Linseisen
Fotos: Dr. Christina Kraus
Lektorat: Katharina Lisson, München
Redaktion und Projektmanagement: Lena Steghöfer, Annika Christof

ISBN 978-3-86355-294-7

Printed in Slovakia

www.emf-verlag.de